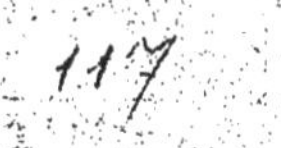

HÉMORRAGIES ET RUPTURES

DES

MEMBRANES PROFONDES DE L'ŒIL

PAR BLESSURES DE GUERRE

SANS ALTÉRATION APPARENTE DU GLOBE

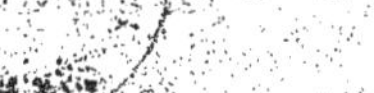

PAR

Le Dr Lucien MANGINI

Ancien interne des Hôpitaux,
Moniteur des travaux pratiques d'histologie à la Faculté,
Médecin aide-major de 2e classe.

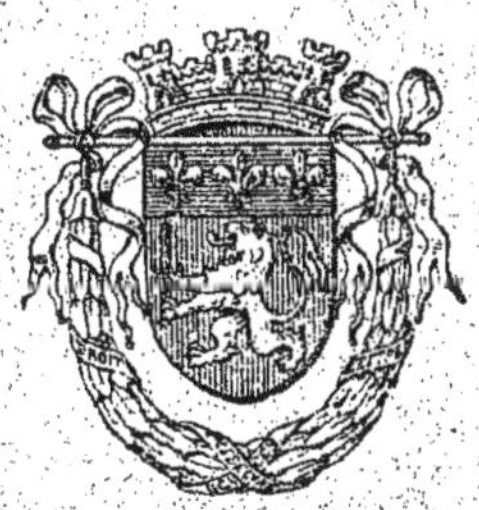

LYON

A. REY, IMPRIMEUR-ÉDITEUR DE L'UNIVERSITE

4, RUE GENTIL, 4

1915

HÉMORRAGIES ET RUPTURES

DES

MEMBRANES PROFONDES DE L'ŒIL

PAR BLESSURES DE GUERRE

SANS ALTÉRATION APPARENTE DU GLOBE

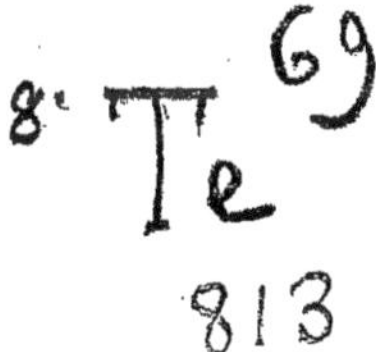

HÉMORRAGIES ET RUPTURES

DES

MEMBRANES PROFONDES DE L'ŒIL

PAR BLESSURES DE GUERRE

SANS ALTÉRATION APPARENTE DU GLOBE

PAR

Le Dr Lucien MANGINI

Ancien interne des Hôpitaux,
Moniteur des travaux pratiques d'histologie à la Faculté,
Médecin aide-major de 2e classe.

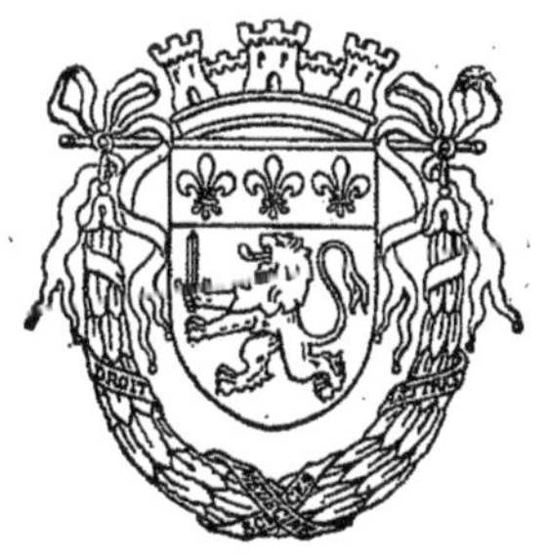

LYON

A. REY, IMPRIMEUR-ÉDITEUR DE L'UNIVERSITÉ

4, RUE GENTIL, 4

1915

DÉDIÉ A MA FEMME

Nous tenons à inscrire aux premières pages de ce travail le nom de ceux qui nous ont témoigné de la bienveillance et de l'amitié au cours de nos études médicales.

Nos beaux-frères savent l'attachement reconnaissant que nous avons pour eux.

C'est dans le Service du Professeur Léon Bérard *que nous avons appris les premiers éléments de la clinique chirurgicale. Depuis, il nous a aidé de ses conseils affectueux en maintes circonstances et il nous est très agréable de l'assurer ici de toute notre affection.*

Dès le début de notre internat, nous nous sommes orienté du côté de la médecine, et, au cours de nos amicales causeries, le Dr Louis Gallavardin *nous fit entrevoir les rapports si intimes des maladies des yeux avec les affections générales. Après une année passée à la Clinique ophtalmologique, nous sommes heureux de lui dire combien nous avons pris d'intérêt à cette étude. C'est le premier hommage que nous puissions lui rendre. Nous le faisons de grand cœur.*

Pendant les quatre années de notre internat, le Professeur J. Renaut *a bien voulu nous accueillir dans son Laboratoire d'histologie; c'est un honneur pour nous d'être son élève.*

Nous y avons trouvé les conseils de nos maîtres, le Professeur Cl. Regaud, *de l'Institut Pasteur, les* Professeurs agrégés Dubreuil *et* Policard, *qui se sont toujours montrés pleins de cordialité pour nous. Nous y rencontrions aussi, avec plaisir, le* Dr Favre, *médecin des Hôpitaux; nous le remercions vivement de la marque de sympathie qu'il nous donne aujourd'hui en acceptant de faire partie de notre jury de thèse, ainsi que* M. le Professeur agrégé Patel, *chirurgien des Hôpitaux.*

Nous sommes très reconnaissant au Professeur Nicolas *de vouloir bien être notre juge. Cet honneur nous touche d'autant plus que nous lui portons depuis de nombreuses années une respectueuse amitié.*

Toute notre gratitude va au Professeur Teissier, *qui nous témoigna une bienveillance particulière, ainsi qu'à tous nos maîtres dans les Hôpitaux, les* Drs Durand, Commandeur, Bret, Mouisset, Barjon, Mollard, *le* Professeur Paviot, *les* Drs Leriche *et* Duroux.

Nous assurons de notre dévouement affectueux nos premiers maîtres, les Drs André *et* Joseph Chalier, *le* Dr Charlet, *notre ami, le* Dr Moncharmont, *et nous remercions les* Drs Genet, Curtil, Aurand, *pour les conseils obligeants qu'ils nous ont donnés lors de nos débuts en ophtalmologie.*

Pendant le cours de nos études, nous avons eu de

très bons amis : nous adressons un souvenir à la mémoire de Marcel DURAND. *Nous gardons à tous un vif attachement. Notre pensée va souvent à notre cher ami le* Dr Robert DE GAUVAIN, *retenu prisonnier en Allemagne, engagé volontaire héroïque des premiers jours de la guerre.*

*Nous avons passé de longues heures à l'*Association républicaine pour favoriser les études médicales; *nous avons toujours eu l'honneur de faire partie du Comité de Gérance aux côtés du* Dr BÉRIEL, *et nous espérons avoir, après la guerre, le plaisir de nous y retrouver souvent auprès de lui.*

Nous devons à notre maître le Professeur ROLLET *le choix de ce sujet et la facilité d'en avoir pu approfondir l'étude au Centre ophtalmologique de Lyon, auquel il voulut bien nous faire attacher. Nous le remercions vivement.*

Il nous honora de sa confiance déjà l'an dernier, quand nous fûmes interne dans son Service. A notre retour du front, en janvier 1915, il nous fit l'honneur de nous demander comme collaborateur à l'hôpital Desgenettes et à l'Hôtel-Dieu. Depuis, il nous a témoigné sans cesse une amitié bienveillante qui ne nous a pas trouvé indifférent. Jamais tâche quotidienne ne parut moins lourde qu'auprès de lui, jamais conseil ne fut donné avec plus de bonté.

Nous sommes heureux, à la veille d'un nouveau

départ pour l'avant, d'emporter le souvenir de ces derniers mois avec l'espoir, pour l'avenir, de garder la confiance de notre maître.

Qu'il veuille bien agréer ici l'assurance de notre profonde gratitude et de notre très respectueuse affection.

HÉMORRAGIES ET RUPTURES

DES

MEMBRANES PROFONDES DE L'ŒIL

PAR BLESSURES DE GUERRE

SANS ALTÉRATION APPARENTE DU GLOBE

INTRODUCTION

Lorsqu'en août 1914 éclata la guerre actuelle, nous avions, sur les conseils de nos maîtres de la Faculté et des Hôpitaux, commencé depuis plusieurs mois un travail sur l'histo-physiologie de la choroïde. Nous avions comme objet d'en reprendre l'étude ; après plusieurs essais, nous avions décidé de remplacer la méthode des étalements par celle des coupes tangentielles. Ainsi, nous pouvions, après dépigmentation par l'acide chromique, étudier les éléments constitutifs de ce tissu en appliquant les nouvelles techniques de coloration. Nous nous proposions ensuite de reproduire expérimentalement sur de jeunes chats les lésions anatomo-pathologiques dues aux toxines le plus souvent incriminées en clinique.

Brusquement, il nous fallut interrompre toute recherche et toute expérimentation pour rejoindre comme médecin auxiliaire le bataillon de chasseurs auquel nous étions affecté.

Six mois plus tard, après notre évacuation du front, étant nommé au grade d'aide-major, nous étions attaché au Centre ophtalmologique de la XIVe Région. Nous ne pouvions songer à continuer nos recherches précédentes, car nous n'aurions pas voulu soustraire au Service des blessés les longues heures qu'exige la moindre manipulation de laboratoire.

Mais ces occupations nouvelles nous créaient un vaste champ d'études puisqu'il faut déplorer un nombre considérable de blessés de la face et des yeux. Tant dans les Services hospitaliers qu'à la consultation externe de l'hôpital Desgenettes, nous avons vu défiler toute la pathologie oculaire par traumatisme comme par lésions constitutionnelles.

CHAPITRE PREMIER

EXPOSÉ DU SUJET

Dès les premiers jours de notre retour, notre maître, le professeur Rollet, médecin major de 1re classe, directeur du Centre ophtalmologique de la XIVe Région, attira notre attention sur la fréquence de certains cas où l'acuité visuelle était diminuée, d'un seul côté le plus souvent, et qui ne s'accompagnaient d'aucune lésion du globe oculaire.

Chez ces blessés, les yeux paraissent normaux à la simple inspection, et il faut recourir à l'examen du fond pour trouver la cause des troubles qu'ils accusent.

La constance de ce fait nous permet d'exclure de notre cadre toutes les lésions durables du segment antérieur soit cornéennes, soit iriennes, soit cristalliniennes, dont le diagnostic est facile. Nous ne nous arrêterons pas aux réactions conjonctivales intenses, mais passagères, provoquées par le traumatisme.

Notre étude comprendra seulement les altérations visibles de la rétine et de la choroïde, éliminant d'emblée tous les cas où les voies optiques et les centres nerveux auraient été lésés.

Les blessés que nous avons observés présentaient pour quelques-uns des troubles du vitré et même des hémorragies qui se sont résorbés plus ou moins rapidement. Nous n'avons rejeté de notre étude que les cas où le fond demeure inéclairable et où le vitré se désorganise.

La radiographie nous a toujours été d'un grand secours en nous permettant de dépister tous les corps étrangers intraoculaires, et en nous renseignant sur la topographie des éclats périoculaires contusionnants ; les plaies pénétrantes par définition ne rentrent pas dans notre cadre.

CHAPITRE II

ÉTUDE GÉNÉRALE DES LÉSIONS

A. L'AGENT VULNÉRANT

Le nombre des blessures à la face et aux yeux s'est accru d'une façon remarquable depuis la guerre de tranchées, c'est-à-dire depuis le milieu de septembre. Lorsque les hommes avancent sous le feu, ne se servant comme abri que des obstacles naturels, l'expérience du début de la campagne a montré qu'ils étaient atteints très souvent aux membres inférieurs, les Allemands ayant tendance à tirer bas. Mais, lorsqu'ils sont terrés dans leurs tranchées, protégés contre les balles et le feu de l'artillerie, ils offrent tout d'abord la tête, comme cible, au ras du sol. C'est encore la tête, seule, qui est exposée chez la sentinelle veillant au créneau.

La proximité des combattants les fait recourir à toute une série d'engins à faible portée, lancés à la main ou avec un appareil propulseur. Ces engins, tombant au milieu des combattants, les éclaboussent de leurs débris qui s'incrustent peu profondément dans les chairs et contusionnent parfois simplement ; mais la face, découverte, est blessée bien plus souvent que le reste du corps par ces multiples éclats. Qu'il s'agisse de pétards, de grenades à main ou à fusil, boîtes à mitrailles, calendriers, crapouillots, etc., le mode d'action est le même.

Tous les agents destructeurs mécaniques employés dans la guerre moderne peuvent, par les blessures qu'ils causent, donner lieu aux lésions du fond d'œil dont nous nous occupons.

Les éclats d'obus, s'ils sont petits, agissent comme les projectiles précédents, cependant ils ont plus de force et peuvent s'enfoncer fort loin dans les cavités de la face.

Dans l'observation XXXVI, nous voyons qu'un éclat entré au niveau de la région lacrymale demeure dans le sinus sphénoïdal.

Les gros éclats donnent très souvent de vastes plaies et des mutilations oculaires, provoquant très rarement des lésions du fond. Cependant, dans l'observation XLV, un éclat volumineux, s'étant logé dans la région temporo-maxillaire, fait une vaste plaie suintante et, par contre-coup, des lésions rétino-choroïdiennes.

Les éclats de balle jouent un rôle étiologique important.

La balle française, formée d'un seul bloc de cuivre, peut se déformer, basculer et se retourner, mais non se fragmenter.

La balle allemande comprend une chemise métallique recouvrant un corps en plomb que l'on aperçoit à la base ; il suffit de couper cette balle comme un cigare pour la transformer en balle dum-dum, appelée à tort explosive ; le plomb se répand alors dans les tissus, l'enveloppe se déchiquette. En vérité, ce procédé ne semble pas être employé ; mais, dès qu'une balle allemande touche un corps dur et surtout un objet métallique, la chemise vole de toutes parts : ainsi « éclate » la balle. On trouvera dans nos observations de nombreux cas où le projectile a éclaté en effleurant l'orifice des créneaux, projetant des éclats autour des yeux.

Quant à la balle, elle parcourt un chemin nettement délimité, dont le trajet offre un certain intérêt, avec, parfois, des changements brusques de direction déconcertants.

Elle produit aussi des effets curieux, inattendus : tel est le cas du sergent R... (obs. XLIII). Il eut, par une balle, onze dents arrachées dont les débris, projetés de de toutes parts, le frappèrent au visage et s'incrustèrent dans les tissus périoculaires d'où on les retira.

B. MÉCANISME

Les lésions des membranes profondes peuvent être causées par un *choc direct*, insuffisant pour provoquer une rupture du globe : c'est le premier mécanisme, le plus simple, comme nous le verrons tout à l'heure, et facile à concevoir.

En effet, la sclérotique, membrane fibreuse et élastique, résistera au traumatisme capable d'agir sur les tissus délicats de la rétine et de la choroïde. On peut comparer ce mécanisme à celui de la rupture hépatique par coup de pied de cheval, la paroi abdominale gardant son intégrité.

Ce choc direct peut être produit par des éclats d'obus et d'autres projectiles, qui viennent contusionner soit le segment antérieur protégé ou non par les paupières, soit le reste de l'œil, après avoir traversé les tissus de l'orbite. Quand il s'agit d'une balle, le choc tangentiel seul nous intéresse, car si elle frappe le globe de plein fouet, elle le fait éclater. Dans le choc tangentiel, donc, grâce à l'inertie et à l'élasticité des enveloppes, la rupture se limite le plus souvent à la rétine et à la choroïde.

Il est tout une autre série de cas dans lesquels le globe n'a pas été même effleuré et dont les membranes profondes sont pourtant lésées. Plusieurs de nos observations le montrent clairement. On y voit qu'un ébranlement même lointain peut se faire sentir jusqu'aux milieux oculaires.

Il s'agit là d'un mécanisme un peu plus complexe, *a priori*, que le précédent et bien différent de lui : c'est le mécanisme par *contre-coup*.

Pour l'expliquer, nous choisirons, comme exemple du projectile causant la blessure, la balle dont, avons-nous dit déjà, on peut toujours reconstituer le trajet ; tandis que, pour un éclat d'obus, on ne peut éliminer d'une façon absolue l'hypothèse d'un choc direct imputable peut-être à un éclat non pénétrant.

Le cas n'est pas, disons-le, particulier aux ruptures des membranes oculaires et l'on a souvent invoqué l'action du contre-coup dans les éclatements d'organes friables ou dans la production des hémorragies siégeant loin du point lésé.

La force vive considérable, développée sur le passage de la balle, produit, surtout si elle rencontre un corps résistant tel qu'un os, un ébranlement qui se transmet de tous côtés. L'œil, entouré par les tissus cellulo-graisseux de l'orbite, emmagasine une partie de cette force vive qui sera souvent suffisante pour désorganiser ses tissus peu résistants.

Notre maître, le professeur Rollet, en parlant des hémorragies intraorbitaires par contre-coup, nous les explique par l'ingénieuse comparaison suivante :

« La cavité orbitaire contient un coussinet adipeux qui semble ne remplir qu'insuffisamment un rôle protecteur vis-à-vis des vaisseaux dans les grands traumatismes. Dans un choc violent, les branches de l'artère ophtalmique sont secouées comme celles d'un arbre, tandis que le tronc ophtalmique reste fixé solidement dans le canal optique. Quoi d'étonnant que certains rameaux cèdent et soient arrachés, alors que plusieurs d'entre eux ont des attaches fibreuses résistantes à leur terminaison dans l'œil, le nerf optique[1] ? »

Ici, c'est du globe tout entier qu'il s'agit, retenu par le nerf optique : ce ne sont plus les rameaux extérieurs de l'ophtalmique qui cèdent, mais bien ses capillaires terminaux.

En pratique, le choc a lieu le plus souvent au niveau soit de l'os malaire, soit des parois osseuses de l'orbite ; on voit même des chocs du maxillaire supérieur retentir jusqu'à l'œil. L'os est, d'ailleurs, un excellent conducteur de la force d'ébranlement et les ondes propagées par lui, telles les ondes sonores, gardent leur force vive presque intacte en arrivant au globe ; celle-ci est, au contraire, très diminuée au sortir des tissus mous de l'orbite.

1. Professeur E. Rollet, art. : « Epanchements sanguins de l'orbite » (*Encyclopédie Française d'Ophtalmologie*, t. VIII, p. 437).

On a beaucoup parlé du « vent du boulet » ; il est certain que le déplacement d'air formidable qui crève les tympans et donne des hémorragies de toute nature nous semble très susceptible d'en provoquer au niveau de l'œil, mais, jusqu'ici, nous n'en avons pas trouvé d'exemple vraiment démonstratif.

C. NATURE DES LÉSIONS

Le type du projectile et sa manière d'agir ne peuvent, en aucune sorte, faire présager la nature de la lésion. Cependant, dans presque tous les cas, cette lésion prédomine dans les régions correspondantes au pôle de l'œil le plus proche du traumatisme.

Sous l'influence des tiraillements considérables causés par l'ébranlement général, les tissus délicats de la choroïde sont dilacérés plus ou moins. A un premier degré, les capillaires se rompent, le sang s'épand à travers les mailles connectives distendues. Si le choc est plus violent, il se produit, non plus une rupture capillaire, mais une rupture totale accompagnée aussi d'hémorragie, laissant cette fois une cicatrice indélébile. « La choroïde distendue et peu extensible, dit Fage[1], en raison des vaisseaux qui la relient à la sclérotique, se déchire dans un sens perpendiculaire à celui de la traction. »

La rétine se décolle, se déchire parfois ; ses éléments cellulaires sont plus ou moins contusionnés et ses vais-

[1] Dr Fage, d'Amiens, les Ruptures de la choroïde (*Société française d'Ophtalmologie*, mai 1897).

seaux donnent aussi lieu à des hémorragies. Il arrive que certaines de ces hémorragies franchissant les membranes internes produisent un épanchement dans le vitré. Ce fait suffit parfois à désorganiser complètement les milieux. Mais il ne s'agit souvent que d'un phénomène passager : la résorption sanguine permet bientôt l'examen du fond.

D. ÉVOLUTION DES LÉSIONS

Les premiers jours, l'ophtalmoscope montrera donc soit un épanchement sanguin léger du vitré, soit une image plus ou moins nette suivant la limpidité des milieux. Il montrera encore la prédominance presque constante des hémorragies rouges, soit rétiniennes et bien délimitées, soit choroïdiennes sous forme de nappes diffuses pouvant masquer les ruptures de la membrane. Enfin, nous aurons, dès cette période, l'image type du décollement rétinien.

Avec le temps, ces lésions évoluent selon divers processus et acquièrent enfin une forme stable. L'évolution tend ou vers l'atrophie rétino-choroïdienne, ou vers une prolifération conjonctive cicatricielle.

Les hémorragies perdent leur couleur rouge vif et ne sont plus représentées que par des amas pigmentaires noirâtres tranchant sur un fond pâle d'atrophie choroïdienne.

En général, toute rupture capillaire de la choroïde avec désorganisation de ses tissus évolue vers l'atrophie ; la plaque atrophique sera toujours plus considérable que la nappe hémorragique (obs. LXXVIII). En effet, certaines lésions histologiques s'étendant plus loin que l'hémorragie ne sont pas décelables tout d'abord à l'ophtalmoscope, tandis que, plus tard, elles donnent lieu à une zone atrophique bien distincte.

Les ruptures choroïdiennes proprement dites, visibles au bout de quelques jours seulement, demeurent semblables à elles-mêmes.

Il en est également ainsi pour beaucoup de décollements rétiniens qui restent mobiles et bien délimités.

Mais, souvent, le décollement paraît n'avoir pas été le fait prédominant, il est, croyons-nous, une conséquence des graves lésions de désorganisation causées par le traumatisme aux tissus de la rétine et de la choroïde. C'est alors que la rétine déchirée, plus ou moins dilacérée, se réapplique contre la surface choroïdienne abrasée et saignante.

Et l'évolution des lésions donnera lieu à la néoproduction d'un tissu conjonctif développé aux dépens des éléments nobles rétino-choroïdiens. Ces zones conjonctives, véritables exsudats fibreux, seront appelées *plaques de chorio-rétinite proliférante.*

Les lésions ainsi constituées peuvent se grouper entre elles et donner à chaque fond d'œil un aspect qui lui est propre. Malgré la complexité apparente qu'il offre parfois, on arrive toujours, par l'analyse, à reconnaître en ces lésions un type bien connu et bien étudié. Chaque type se trouve représenté dans le *Traité d'Ophtalmoscopie* du professeur Rollet; il suffira de s'y reporter pour le bien comprendre :

La **rétine** donne le *décollement rétinien*

(*Cf.* Rollet, *Traité d'Ophtalmoscopie*, p. 290, fig. 33-34);

la *rétinite proliférante* et les *hémorragies*.

(*Ibid.*, p. 280, fig. 31-32).

La **choroïde** donne la *rupture*, l'*hémorragie*

(*Ibid.*, p. 314, fig. 35-36),

et la *choroïdite atrophique*

(*Ibid.*, p. 316, fig. 37-38).

Mais, s'il est facile, en théorie, de classer les lésions et de rattacher les unes ou les autres à la choroïde ou à la rétine, ceci est parfois impossible en clinique. Nous ne saurions trop redire, en effet, que dans beaucoup de cas les deux membranes essentielles subissent ensemble les effets du traumatisme, réagissent l'une sur l'autre, et que les lésions constatées sont rétino-choroïdiennes.

A dessein, nous sommes très bref en parlant du décollement rétinien, de la déchirure choroïdienne et des autres lésions élémentaires du fond : l'étude de leur pathologie est faite dans tous les livres classiques, nous répéterions ce qui a été dit sur chacune d'elles.

En comparant un grand nombre d'images ophtalmoscopiques les unes avec les autres, on peut arriver à grouper ensemble celles d'entre elles qui présentent certains caractères communs essentiels. Ainsi avons-nous fait pour nos observations, mais nous tenons à rappeler que toute classification est toujours un peu artificielle et qu'il est souvent malaisé de faire entrer tel ou tel cas complexe dans un cadre forcément étroit.

E. CLASSIFICATION

I. Dans un premier groupe, nous examinons tous les cas où il existe un décollement rétinien. Celui-ci peut être la seule lésion du fond d'œil; il intéresse parfois presque toute la rétine que l'on voit flotter derrière le cristallin : c'est le décollement en parapluie, masquant la papille de ses plis. Ailleurs, la papille est nettement visible et le décollement est partiel, mobile, vallonné.

A côté de ce cas typique trouvent place les décollements associés. La rétine peut être non seulement décollée, mais encore déchirée (*cf.* obs. X). Le plus souvent, c'est la portion non décollée qui présente des lésions plus ou moins considérables rétino-choroïdiennes.

II. Dans le groupe suivant, nous classerons tous les cas où la désorganisation des membranes causée par le traumatisme a donné lieu à une prolifération conjonctive ou à un exsudat fibreux.

Nous avons fait remarquer qu'il s'agissait le plus souvent alors d'un décollement réappliqué : il est même parfois difficile de poser un diagnostic précis entre un décollement périphérique et une plaque fibreuse équatoriale. D'ailleurs, il semble exister entre ces deux états tous les intermédiaires. A l'examen au miroir concave, on est frappé par la lueur blanchâtre, parfois verdâtre, du fond de l'œil qui rappelle souvent d'une façon frappante le fond d'œil avec tapis du chat ou du chien.

Ces plaques, en effet, sont souvent nacrées ou bien même verdâtres, avec quelques tractus qui les parcourent. Elles apparaissent en saillie sur le reste du fond et masquent le plus souvent les vaisseaux rétiniens. Les rares vaisseaux qui cheminent à leur surface suivent un trajet irrégulier ou disparaissent dans des excavations.

Parfois, la rétine semble avoir été dilacérée et les vaisseaux changent brusquement de direction en touchant les bords de la plaque fibreuse.

Une prolifération conjonctive intense péripapillaire donne, en général, une atrophie de la papille.

Ces plaques de rétinites proliférantes peuvent constituer les seules lésions du fond ou être associées à d'autres altérations.

III. Les ruptures de la choroïde nous ont semblé assez caractéristiques pour mériter d'être classées ensemble dans un troisième groupe de lésions.

Chaque déchirure présente un caractère propre ; il peut s'agir d'une simple fissure, ou, au contraire, d'une vaste brèche, le plus souvent en forme d'arc de cercle concentrique à la papille. Les bords en sont pigmentés et ce liséré noir se détache sur la sclérotique blanchâtre que laisse apercevoir la déchirure. Çà et là serpentent sur ce fond quelques vaisseaux sclérotiquaux, tandis que les vaisseaux rétiniens passent comme des ponts d'un bord à l'autre. La déchirure choroïdienne est parfois, tel le décollement rétinien, la seule lésion causée par le traumatisme. Mais, bien souvent, elle se trouve associée à d'autres lésions.

IV. Le quatrième groupe d'observations comprend

tous les cas d'hémorragies chorio-rétiniennes et de chorio-rétinite atrophique.

Selon la topographie des lésions nous avons distingué :

α. Les lésions maculaires ou périmaculaires ;

β. Les lésions équatoriales ;

γ. Les lésions disséminées.

L'observation LXXVIII, fig. 26 et 27, nous permet de constater l'évolution des taches ecchymotiques des premiers jours, vers la choroïdite atrophique.

F. RETENTISSEMENT DES LÉSIONS SUR L'ACUITÉ

Le retentissement de ces diverses lésions sur l'acuité est très variable, et bien souvent il est impossible d'après l'image ophtalmoscopique de prévoir ce que sera la vision du blessé.

Parfois la cécité de l'œil est complète : il s'agit le plus souvent de lésions maculaires ou bien d'atrophie papillaire consécutive à une prolifération fibreuse entourant celle-ci.

L'acuité peut être bonne si la lésion est équatoriale, ou surtout choroïdienne. Il est évident que des lésions purement choroïdiennes, même étendues, sont compatibles avec une bonne acuité. Une lésion rétinienne minime, par contre, peut causer une baisse considérable de la vision. Mais il est souvent difficile de distinguer nettement une lésion rétinienne d'une lésion choroïdienne.

Au point de vue militaire, si la vision est supérieure à 1/20, le blessé est apte à continuer la campagne ; si la vision est inférieure à 1/20 et même nulle, il peut être versé dans le service auxiliaire.

Il est difficile, à l'heure actuelle, de savoir si la vision est susceptible de s'améliorer dans l'avenir et dans quelles proportions.

G. CONSÉQUENCES MÉDICO-LÉGALES

Au point de vue médico-légal, nous devons attirer l'attention sur ce fait que, dans bien des cas, la blessure donne lieu à des lésions de choroïdite atrophique. Or, l'image ophtalmoscopique de cette lésion est la même, qu'elle soit d'origine traumatique ou de cause générale. C'est le travail de l'Oculiste expert, souvent malaisé, de rechercher la véritable origine des lésions constatées. Il devra s'aider de tous les moyens d'investigation qui sont en son pouvoir, et examiner tout entier le champ rétinien à la recherche d'une lésion plus caractéristique, telle une déchirure choroïdienne.

L'observation XCVI, que nous rapportons à la fin, nous a semblé poser les éléments de ce problème.

On comprendra aisément l'importance qu'aura pour le blessé un diagnostic étiologique précis, au point de vue surtout des gratifications qui lui seront allouées.

Nous avons recueilli plus de quatre-vingt-dix observations dans les divers services du Centre ophtalmologique que dirige notre maître, le professeur Rollet. Soixante-dix ont été prises par nous en détail; nous avons relevé les autres sur le registre de l'hôpital Desgenettes : elles sont antérieures à janvier 1915.

Dans les cas les plus typiques, nous avons dessiné à la plume les lésions du fond d'œil. Nous n'avons aucunement la prétention d'avoir reproduit exactement ou sans erreur l'aspect de ces lésions. Il s'agit de simples schémas. Les grossissements correspondent à ceux du *Traité d'Ophtalmoscopie* du professeur Rollet, c'est-à-dire : fort, 9 diamètres ; moyen, 4 diamètres 1/2, et faible, 3 diamètres 1/4.

Un pourcentage très approximatif nous a permis d'établir qu'environ 6 pour 100 des blessés oculaires présentent des lésions des membranes profondes de l'œil sans altération apparente du globe.

Nous aurions voulu compléter certaines de nos observations par l'étude du champ visuel. Mais la baisse de l'acuité rend le plus souvent difficile cette recherche, et nos heures étaient trop courtes pour nous permettre ce travail toujours long.

CHAPITRE III

HISTORIQUE

Nous nous occupons ici, rappelons-le, uniquement des lésions du fond d'œil par blessures de guerre.

De même que nous avons laissé de côté l'étude générale du décollement rétinien ou de la déchirure choroïdienne, de même nous ne rechercherons pas ce qui fut écrit sur ces lésions, même d'origine traumatique, observées dans la vie de chaque jour. Nous avons limité notre bibliographie aux archives des guerres précédentes et, en particulier, à celle de 1870.

Avant la découverte de l'ophtalmoscope par Helmholtz, de Berlin, en 1851, si l'oculistique comptait déjà des noms fameux, cette science se bornait à l'étude du segment antérieur et à la pratique des opérations. Il est évident qu'avant cette époque la véritable cause de certains troubles visuels consécutifs à des blessures ne pouvait être que soupçonnée.

En 1870, l'ophtalmoscopie, alors à ses débuts, était encore peu pratiquée, surtout en France, même par les spécialistes. Ceux-ci étaient infiniment plus rares qu'à l'heure actuelle. On avait tendance à considérer plutôt l'ophtalmologie comme une branche de la chirurgie générale. Ainsi, les blessés oculaires étaient-ils mélangés à tous les autres et le chirurgien donnait de préférence ses soins aux cas graves ou urgents, d'autant plus fréquents alors, que l'infection des plaies était presque la règle.

En feuilletant les journaux médicaux, nous n'avons relevé aucun cas français semblable à ceux qui se présentent avec une si grande fréquence à l'heure actuelle. Nous ne trouvons mentionné que le décollement rétinien ou la déchirure choroïdienne accompagnés souvent de graves lésions du segment antérieur.

Les Allemands semblent avoir étudié de plus près le fond d'œil dans les traumatismes de guerre.

Dans les *Annales d'Oculistique* de l'année 1872 (2e semestre), nous trouvons un certain nombre d'observations relatives aux blessures laissant le globe intact, suivies de lésions des membranes profondes de l'œil. Elles sont recueillies en majorité dans des cliniques ophtalmologiques par un spécialiste compétent.

Observation I

In *Annales d'Oculistique*, 1872 (2e semestre), Klinische Monatsblätter für Augenheilkunde. *Contribution à l'oculistique des armées; blessure de l'œil et des annexes par arme de guerre*, par Paul Schrœters.

Soldat saxon blessé près de Sedan par une balle de Chassepot. Le projectile avait pénétré à un demi-pouce en arrière de la commissure palpébrale externe de l'œil gauche, traversé la paroi externe de l'orbite pour sortir entre l'apophyse coronoïde et le condyle du maxillaire inférieur droit.

O. G. : Un peu dévié, mais libre dans tous ses mouvements.

Scotome central du champ visuel, et, à la périphérie, perception de la lumière seulement.

A l'ophtalmoscope, tache à reflets jaunâtres, élargie, horizontale, située au-dessus et en dehors de la papille ; les vaisseaux rétiniens passent en dessus de cette tache, et, à son niveau, on aperçoit quelques vaisseaux de la choroïde. Il s'agit donc d'une déchirure traumatique et isolée de cette dernière membrane.

Indépendamment de cette lésion, on voit dans la région de la *macula lutea* une bande gris blanchâtre, membraneuse, transparente, dirigée longitudinalement, et que l'on reconnaît être constituée par des tissus cellulaires de néoformation. Avec un éclairage intense, on aperçoit à travers cette bande le reflet blanc jaunâtre de la sclérotique. Les vaisseaux rétiniens qui bordent cette bande fibreuse disparaissent sous elle, et émergent du côté opposé. Cette bande n'est autre chose que la cicatrice d'une déchirure de la rétine et de la choroïde. Ces déchirures ont été produites par cause directe.

L'abolition presque complète de la vision excentrique prouve qu'indépendamment des déchirures le passage de la balle a dû produire un ébranlement violent de la rétine, bien que l'ophtalmoscope n'en fasse pas voir les effets.

Observation II

L'auteur cite un second cas de déchirure traumatique de la choroïde, dans lequel, à part un rétrécissement assez étendu du champ visuel, la vision avait conservé un certain degré d'acuité.

Ces observations nous ont paru devoir être rapportées en détail à cause de leur analogie avec celles que nous avons recueillies nous-même.

Nous devons attirer l'attention sur ce fait que, si l'auteur parle d'un *ébranlement violent dû au passage du projectile*, il attribue les déchirures rétino-choroïdiennes à une *cause directe*. Or, en considérant les orifices d'entrée et de sortie de la balle, il semble évident que celle-ci n'a pas touché le globe et que la dilacération des membranes profondes de l'œil est de *cause indirecte* et due aussi à l'*ébranlement*.

Observation III

Lésions intraoculaires. Déchirures de la choroïde et de la rétine (Dr Carl Geuth *in* Institut Ophtalmoscopique du Dr Pagenstecher, à Wiesbaden).

O. R..., vingt-deux ans, blessé près de Metz. Traité le 7 septembre 1870.

Au dire du malade, la balle aurait pénétré en avant de l'oreille gauche pour ressortir un peu au-dessous de l'arcade sourcilière droite.

O. G. : Cécité absolue.

O. D. : Lit n° 8 de Jaeger.

S. = 15/100.

O. G. : Exophtalmie. Exsudat hémorragique dissémine sur toute la rétine ; papille en partie cachée par un de ces épanchements, le plus étendu de tous. Plaie longue à se fermer ; le blessé ne sort que le 8 janvier 1871.

O. D. : Vision à peu près rétablie.

O. G. : Modifications sensibles des signes ophtalmoscopiques; les effusions sanguines ont disparu, mais la papille est entourée de toute part par une tache blanc nacré occupant une vaste étendue, beaucoup plus large en dehors qu'en dedans de la papille. A certains endroits, les vaisseaux de la rétine passent en dessus de la tache; dans d'autres, ils disparaissent brusquement, après un très court trajet, pour reparaître à la périphérie de la tache. Les altérations sont celles d'une déchirure de la choroïde et de la rétine, en partie comblée par un tissu connectif.

L'intérêt de cette observation réside surtout dans l'évolution des lésions ; l'ecchymose du fond d'œil masquait au début la déchirure choroïdienne.

Observations IV et V

(Du même auteur.)

Deux cas de déchirure choroidïenne isolée.

L'un des malades présentait une cicatrice adhérente de la région sus-orbitaire droite.

O. D. : Vision affaiblie.

S. = 15/40.

La déchirure de la choroïde se reconnaissait à une bande allongée, blanche, située à 1/2 d. p. au-dessus et en dedans de la papille. Longue de 1 d. p. et large de 1/4 d. p. Une veine de la rétine la traverse dans sa largeur.

Second cas : déchirure double produite par éclat de grenade ayant atteint l'arcade sourcilière gauche.

Deux bandes concentriques blanc nacré; la première dans le voisinage de la tache jaune, longue de 4 d. p., large de 1/2 d. p, à *bords pigmentés*.

La seconde, beaucoup plus petite, entre la première et la papille.

Les vaisseaux rétiniens passent au-dessus de ces déchirures. Les troubles fonctionnels correspondent à l'étendue et au siège des déchirures.

Il existe dans le champ visuel deux défectuosités situées autour du point de fixation et de forme ovale.

Observaion VI

(Du même).

Hémorragies rétiniennes suivies du décollement de la rétine et d'opacité du vitré.

Balle ayant traversé obliquement la paupière inférieure droite, brisant la paroi externe de l'orbite, sortie au-devant de l'oreille droite.

Le globe ne fut pas atteint directement ; forte injection conjonctivale, pupille très dilatée.

Observation VII

(In même journal).

Lésions oculaires produites par armes à feu, recueillie à la Clinique ophtalmologique de Ludwigsbourg (Würtemberg), par le Dr Horing.

Parmi les cas cités, nous relevons l'observation :

Décollement traumatique de la rétine par contre-coup.

Eclat d'obus à la région temporo-frontale ; opération cinq jours après.

On constate un décollement de la moitié de la rétine, de coloration rouge intense.

L'*ébranlement oculaire* avait probablement déterminé une hémorragie sous-rétinienne, décollé et soulevé cette membrane.

On pratique deux ponctions à l'aiguille de de Graefe. Amélioration.

Quelque temps après, le malade compte les doigts à 1 1/2′ et ne déchiffre aucune lettre ; le 16 octobre, après deux ponctions, il comptait les doigts à 8′, il lisait le numéro 18 de Jaeger à 2″ et avec + 10 le numéro 10 de Jaeger.

Lors des conflits russo-japonais et des conflits balkaniques, il semble que peu de spécialistes aient suivi la campagne. Dans les relations de ces guerres que nous avons eues sous les yeux nous n'avons pas trouvé d'études sur les lésions du fond d'œil.

Aujourd'hui, grâce à l'organisation des Centres ophtalmologiques régionaux créés par la 7e Direction du Ministère de la Guerre, nous voyons passer, soit à la consultation externe, soit dans les services hospitaliers, un très grand nombre de blessés oculaires.

Le Centre ophtalmologique de la XIVe Région comprend deux services hospitaliers principaux : celui de l'Hôtel-Dieu, clinique ophtalmologique en temps de paix, qui reçoit les blessés venant directement du front; celui de l'hôpital militaire Desgenettes, qui reçoit les malades oculaires de la garnison. Mais seuls les hommes dont l'état est grave ou nécessite une intervention séjournent dans ces deux services. Les autres sont dirigés très rapidement dans les services d'évacuation : ou des Minimes (annexe de l'hôpital civil de Saint-Pothin), ou de la salle Etienne-Dolet (hôpital municipal n° 20 *bis)*. Ils continuent à y recevoir les soins d'un spécialiste.

Ce système des évacuations rapides permet d'hospitaliser un nombre considérable de blessés.

Le matin et l'après-midi a lieu, à l'hôpital Desgenettes, une consultation externe où défilent de nombreux militaires.

M. le professeur Rollet, directeur du Centre, voit tous les malades à leur entrée. Il s'occupe plus particulièrement des services principaux de l'Hôtel-Dieu et de Desgenettes ; il voit les cas litigieux de la consultation et inspecte les services d'évacuation.

C'est grâce à cette organisation que nous avons pu recueillir toutes les observations que nous publions.

Chaque Centre doit envoyer un rapport mensuel sur le fonctionnement des services, sur la nature des lésions des malades et des blessés et sur les méthodes thérapeutiques employées.

Voici les cas ayant quelque analogie avec ceux que nous présentons et que nous avons trouvés mentionnés en feuilletant les rapports mensuels des différents Centres :

I. — Camp retranché de Paris.

Dr Valude (Quinze-Vingts).

Janvier-février 1915. — 1 cas : contusion O. G. — Hémorragie rétinienne de la région maculaire.

Mars-avril. — Signale : les ruptures choroïdiennes avec hémorragies, sans destruction du globe, et portant le plus souvent sur la région maculaire ou paramaculaire.

Un cas. — O. D. : Rupture choroïdienne.
O. G. : Ptosis traumatique, etc.

Un cas. — O. D. : Rupture choroïdienne étendue. V = Q.
O. G. : Plaie du globe, etc.

Dr Chevallereau (Quinze-Vingts).

Février-mars. — 2 cas de choroïdite traumatique.

Mars-avril. — 2 cas de contusion du globe avec chorio-rétinite traumatique.

Professeur de Lapersonne (Clinique Hôtel-Dieu).

Février-mars. — Blessure par balle entrée au-dessous de la queue du sourcil droit, sortie au-dessus de la portion malaire de l'apophyse zygomatique gauche.

O. D. : Ptosis, limitation des mouvements en dehors, en dedans et en haut ; large hémorragie rétinienne.

Champ visuel rétréci. V = 1/20.

O. G. : Décollement rétinien.

Un cas : balle dans fosse temporale gauche, orifice de sortie au niveau de l'angle externe O. D. Exophtalmie.

O. G. : V = O. Vastes hémorragies rétiniennes.

O. D. : Enucléation.

II. — **Berck-plage.**

Dr Andt.

2 cas d'hémorragies rétiniennes par contusion oculaire.

1 cas d'hémorragies rétiniennes petites, nombreuses et disséminées.

III. — **IIIe Région : Rouen.**

Dr Petit.

Février. — Plaie par balle du rebord orbitaire inférieur avec fracture. Choroïdite maculaire atrophique consécutive à une déchirure choroïdienne.

IV. — **Ve Région : Orléans.**

Dr Vacher.

Mars. — 2 décollements rétiniens traumatiques.

Avril. — 1 décollement rétinien traumatique.

V. — **VIIIe Région : Bourges.**

Dr Cantonnet.

1er avril. — 6 décollements rétiniens traumatiques.

1 rétinite proliférante avec saillies ramifiées et proéminentes.

25 avril. — 3 atrophies rétiniennes par contusion.

7 décollements rétiniens.

1 déchirure choroïdienne.

1 plissement traumatique de la rétine dans la région maculaire suivi de pression.

1 hémorragie sous rétinienne.

VI. — IXe Région : Tours.

Dr Castelain.

Mars. — 2 cas de lésions choroïdiennes dues à des blessures du voisinage sans perforation du globe.

1 déchirure choroïdienne traumatique.

VII. — Xe Région : Rennes.

Dr Perrossier.

Février. — 5 cas d'hémorragies rétiniennes en placard de la région maculaire.

Dr Coutelas.

Février. — 8 hémorragies rétiniennes ou rétinite proliférante.

Mars. — 16 hémorragies rétiniennes.

3 rétinites proliférantes.

7 décollements.

Avril. — 6 hémorragies rétiniennes.

4 décollements.

VIII. — Saint-Malo.

Dr Assicot.

Février. — 1 déchirure choroïdienne.

1 décollement rétinien.

Mars. — 6 chorio-rétinites traumatiques, dont une, suite de déchirure choroïdienne.

3 décollements rétiniens.

IX. — XIe Région : Nantes.

Dr Sourdille.

Janvier. — 4 lésions traumatiques de la choroïde.

20 lésions traumatiques de la rétine.

Février. — 9 lésions traumatiques de la choroïde.

5 lésions traumatiques de la rétine.

7 lésions traumatiques de la choroïde.

Mars. — 1 lésion traumatique de la rétine.

Dr AUBINEAU (hôpital 44, Sainte-Anne-d'Auray).

Avril. — 1 lésion choroïdienne par contusion grave.
Mars. — 2 ruptures de la choroïde.

X. — **XIIe Région : Limoges.**

Dr DUPUY-DUTEMPS.

Avril. — 2 déchirures choroïdiennes.

XI. — **XIIIe Région : Clermont-Ferrand.**

Dr Raymond BÉAL.

Février-mars. — 2 hémorragies rétiniennes.
1 lésion choroïdienne.
3 décollements rétiniens.

XII. — **XVIe Région : Montpellier.**

Le professeur TRUC a observé aussi des lésions du fond d'œil d'origine traumatique.

XIII. — **XVIIe Région : Toulouse.**

Dr FRENKEL.

Février. — Signale quelques cas d'affection de la choroïde et de la rétine, d'origine traumatique.

En somme, dans presque tous les rapports, nous trouvons mentionnés des cas de lésions du fond avec conservation de l'aspect extérieur du globe.

De nombreux articles parus ces temps-ci dans les périodiques médicaux et traitant des blessures oculaires et périoculaires font aussi allusion aux hémorragies et ruptures des membranes profondes[1].

[1] DARIER, *Journal de Médecine et de Chirurgie*, 25 avril 1915. TERRIEN, *Archives d'Ophtalmologie*, juillet 1915.

CHAPITRE IV

CLASSEMENT DES OBSERVATIONS

Nous avons présenté nos observations en quatre chapitres, comprenant chacun des subdivisions.

I. — **Décollements rétiniens.**

A Type pur.

b) Blessures par obus, etc. (sauf balle).

B. Type associé.

b) Obus.

C. Décollements associés à une déchirure.

b) Obus.

D. Observations antérieures à Janvier 1915 relevées sur les registres de l'hôpital Desgenettes.

II. — **Anciens décollements rétiniens réappliqués ou exsudats.**

A. Type pur.

a) Blessures par balle.

b) Obus.

B. Type associé.

a) Balle.

b) Obus.

C. Observations antérieures.

III. — **Ruptures choroïdiennes.**

A. Type pur.

a) Balle.

b) Obus.

B. Type associé.
a) Balle.
b) Obus.
C. Observations antérieures.

IV. — **Hémorragies rétino-choroïdiennes et lésions consécutives. — Subdivisions selon la topographie des lésions.**

α = maculaires ou périmaculaires.
A. Type pur.
a) Balle.
b) Obus.
B. Type associé.
a) Balle.
b) Obus.

β = équatoriales.
A. Type pur.
a) Balle.
b) Obus.
B. Observations antérieures.

γ = disséminées.
A. Type pur.
a) Balle.
b) Obus.
B. Observations antérieures.
C. Un cas antérieur à la guerre.

Chaque observation est numérotée de 1 à 96.

Lorsque le malade est inscrit sur un registre hospitalier, nous avons rappelé ce numéro, précédé des lettres : D., pour l'hôpital Desgenettes ; H.-D., pour l'Hôtel-Dieu ; M., pour les Minimes.

Dans le cas contraire, nous avons inscrit : Consultation externe.

1. — DÉCOLLEMENTS RÉTINIENS

A. — TYPE PUR

b) Blessure par éclat d'obus, fragment de balles, grenades, etc. (balle exceptée).

OBSERVATION I (consultation externe)

Blessure par éclat d'obus, choc malaire. — Décollement rétinien inférieur. — O. G. V. : normal. — O. D. V. : légèrement conservé en bas. (Fig. 1.)

B... Jean, 277e d'infanterie.

Blessé le 15 février 1915, à Norroy (Meurthe-et-Moselle).

Etant accroupi, la nuque protégée par son sac, il fut atteint par un éclat d'obus qui traversa le sac, pénétra au niveau de la région malaire droite, à 3 centimètres en avant du tragus, puis ressortit dans la région temporo-frontale au-dessous de la queue du sourcil.

Un éclat aberrant resté dans le trajet a été enlevé.

Longtemps l'œil droit fut rouge, ecchymotique, avec œdème des paupières.

3 juin 1915. O. D. : Actuellement, tout est rentré dans l'ordre; les réflexes pupillaires sont normaux. La vision n'est conservée, légèrement, que dans la région inférieure du champ visuel.

L'éclairage au miroir concave et l'examen ophtalmoscopique montrent un décollement mobile de la portion inféro-externe de la rétine; sa base dessine une ligne courbe, tangente à la papille, qu'elle prend dans sa concavité.

La portion non décollée de la rétine ne présente aucune lésion, il s'agit donc d'un décollement typique.

L'œil n'a pas été touché directement, mais le choc d'en-

Planche I.

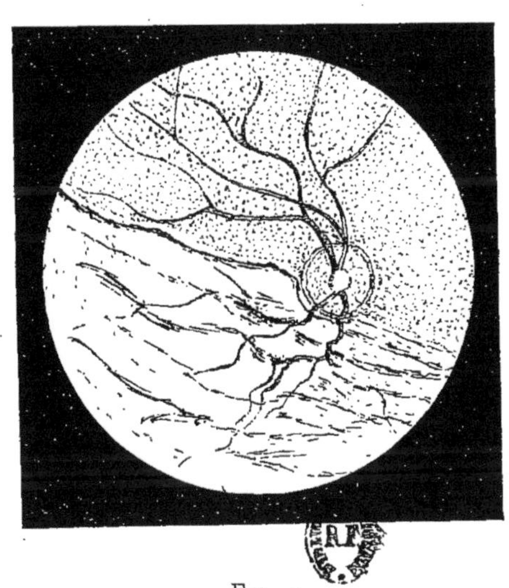

Fig. 1.

Observation I.

O. D. Décollement rétinien (type pur).

trée et de sortie et l'ébranlement sur tout le trajet se sont transmis au globe oculaire : il s'agit là d'un mécanisme bien connu dans la production de ces sortes de lésions.

Observation II (D., 122 ; M., 14).

Blessure périoculaire par éclat de grenade. — Décollement rétinien de l'œil droit. — O. D. V. : Q. — O. G. V. : normal.

W..., Maurice, 353e d'infanterie, vingt-neuf ans.

Blessé au Bois-le-Prêtre le 3 mars 1915.

Ce soldat lançait une grenade à fusil tenant son arme du côté gauche ; l'engin éclata prématurément et il fut atteint tout autour de l'œil gauche par de petits éclats qui ne semblent pas avoir eu beaucoup de force ; la région oculaire droite fut probablement contusionnée, mais il n'en reste aucune trace. Lors de l'explosion, il accusa des troubles visuels très nets à droite (phosphènes) ; il vit, dit-il, un rideau noir s'abaisser peu à peu devant lui.

Les jours suivants, il présenta des phénomènes de commotion sous forme d'hypoesthésie temporo-pariétale gauche avec surdité, phénomènes qui régressèrent au bout de dix jours.

20 mai 1915. — O. D. est d'apparence normale. La vision, amoindrie, est conservée à la partie inférieure du champ visuel. Le blessé signale des taches noires mobiles : l'examen ophtalmoscopique révèle, en effet, quelques filaments du vitré.

19 juin. — On voit un vaste décollement rétinien supérieur, très mobile, commençant bien au-dessous de la papille qui disparaît dans des plis.

Il faut surtout remarquer ici l'amplitude du décollement, qui semble être provoqué par une contusion directe du globe.

Observation III (consultation externe),

Blessure par fragment de plomb ayant fusé autour de l'œil. — Gros décollement rétinien, sauf tout à fait en dedans. — O. D. V. : normal. — O. G. V. : Q, *in* partie temporale du champ visuel.

Lieutenant R..., Elie-Paul-Edouard, 3e zouaves.

Blessé le 3 août 1914, à Wagnée (Belgique).

Un fragment de plomb se détachant d'un obus pénétra près de l'angle externe de l'œil gauche; le plomb fusa dans le tissu cellulaire des paupières en dessus et en dessous de l'œil (radiograghie).

L'œil fut quelque temps rouge; les paupières étaient œdématiées.

Mars. — O. G. : la vision diminuée n'existe que dans la partie tout à fait temporale du champ visuel.

A l'examen au miroir concave, on voit un vaste décollement mouvant et l'on n'éclaire qu'une mince zone de rétine en dedans.

Perte des mouvements d'élévation du globe.

Il est curieux de noter la présence d'un éclat de plomb autour de l'œil, ayant fusé et formant un collier contusionnant périoculaire.

Observation IV (consultation externe)

Blessure périoculaire par éclat de balle. — Vaste décollement rétinien. — O. G. : énucléé. — O. D. V. : 1/100.

T..., Nicolas, vingt-cinq ans, sergent.

Blessé, le 8 mars 1915, au Sudelkopf (Alsace).

Il était derrière un créneau lorsqu'une balle, tirée de 50 à 60 mètres, se déchiqueta contre le métal; des éclats pénétrèrent dans l'œil gauche et contusionnèrent toute la région oculaire droite. L'œil a peut-être été frappé, mais non perforé. L'œil gauche a été énucléé.

2 avril. — O. D. : la vision, réduite à 1/100, n'est conservée que dans la portion supéro-interne du champ.

L'éclairage direct au miroir concave fait apercevoir quelques corps flottants. Seule la partie inféro-externe est éclairable, tout le reste du fond présente une teinte grisâtre.

L'examen ophtalmoscopique permet de constater un vaste décollement rétinien, mobile, dont on distingue surtout la ligne de fixation.

Observation V (consultation externe).

Blessure par éclat de grenade. — Plaies de la face, notamment de l'angle interne de l'œil gauche. — Vaste décollement en parapluie. — O. D. V. : normal. — O. G. V. : o.

G..., 167e d'infanterie.

Blessé au Bois-le-Prêtre, 22 avril 1915.

Une grenade ayant éclaté sur le parapet de la tranchée, il reçut de multiples éclats à la face et au crâne (fracture de la table externe sans enfoncement). L'un d'eux pénétra au niveau de l'angle interne de l'œil gauche; cet œil fut rouge longtemps.

25 juin. — Après cicatrisation de la plaie et disparition des phénomènes inflammatoires, O. D. V. : normal. O. G. V. : O.

A l'éclairage au miroir courbe, on voit derrière le cristallin une membrane grisâtre et plissée qui ne peut être que la rétine, ayant subi une transformation conjonctive et immobilisée par des tractus fibreux.

La rétine semble décollée en totalité et la papille enfouie dans ses replis.

Il s'agit encore ici d'un décollement pur, mais ayant subi, cependant, un début d'évolution fibreuse, qui a abouti, non pas à une réapplication, mais à une sorte de fixation du décollement dans sa forme primitive.

B. — TYPES ASSOCIÉS

b) Obus.

Observation VI (D., 1.059)

Blessure par balle, choc orbito-malaire. — Vastes lésions inférieures de l'œil gauche. — Décollement rétinien associé à une rupture choroïdienne. — Hémorragie choroïdite atrophique. — O. D. V. : normal. — O. G. V. : compte les doigts à 10 centimètres. (Fig. 2.)

B..., maréchal des logis, 1er hussards, trente et un ans. Blessé à Emberménil (Meurthe-et-Moselle) le 6 janvier 1915.

Il était en reconnaissance, à pied, et s'était aplati derrière une haie pour échapper à la poursuite de l'ennemi qui l'avait aperçu; il fut atteint à la face par une balle tirée à 500 mètres environ.

Il resta vingt-quatre heures sous la pluie, embourbé dans un terrain argileux avant d'être emporté.

Avril. — *Examen :* l'orifice d'entrée siège au niveau du rebord orbitaire inférieur gauche, qui est fracturé ; l'orifice de sortie se trouve à deux travers de doigt en avant du tragus droit.

Surdité à droite.

O. D. V. : normal.

O. G. V. : compte les doigts dans la partie inférieure du champ visuel qui seule est conservée.

O. G. : est d'aspect normal.

A l'ophtalmoscope, on constate à la partie inférieure du champ visuel un décollement rétinien mobile. Lui faisant suite, s'aperçoit une zone blanchâtre, immobile, d'aspect fibreux et qui semble représenter la suite du décollement réappliqué. Cette zone est limitée en dedans par un trait

Planche II.

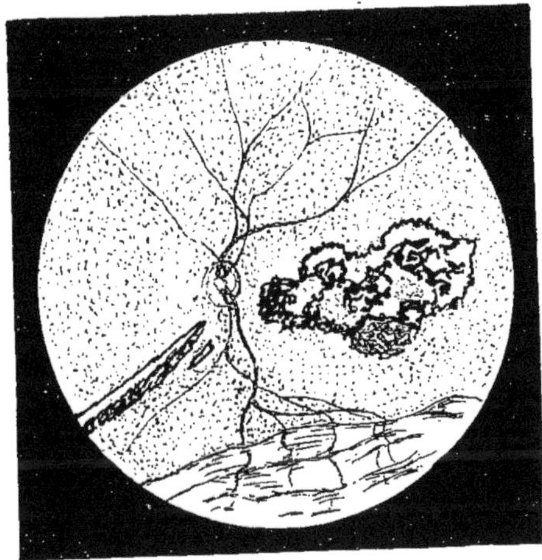

Fig. 2.

Observation VI.

O. G. Décollement rétinien associé à rupture choroïdienne et choroïdite atrophique.

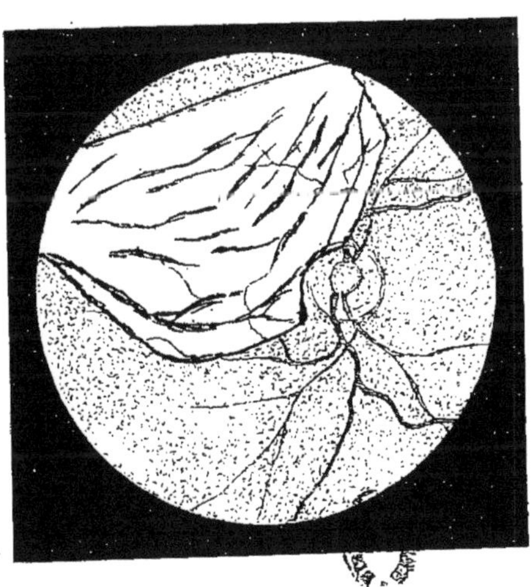

Fig. 3.

Observation X.

O. G. Décollement rétinien associé à déchirure de la rétine.

blanc, décelan très probablement, une rupture choroïdienne.

La région maculaire est parsemée de placards pigmentaires parmi lesquels tranche un îlot rouge et qui se poursuivent en bas jusqu'à la région fibreuse.

La région supérieure de la rétine semble normale.

A la suite des décollements typiques, nous plaçons ce cas dans lequel la rétine s'est recollée en partie et dont le reste du champ présente des lésion d'autres sortes.

Observation VIII (consultation externe)

Blessure par éclat de balle au niveau de l'angle interne de l'œil gauche. — Décollement rétinien mobile externe. — Reliquat d'hémorragie chorio-rétinienne. — O. D. V. : normal. — O. G. V. : Q.

A... Jean, 344e d'infanterie.

Fut blessé, le 31 décembre 1914, par une balle tirée de très près, à 20 mètres environ; elle ne l'atteignit pas directement, mais ricocha contre le canon de son fusil, et, sans doute, un éclat volumineux pénétra au niveau de l'angle interne de l'œil gauche.

Après le traumatisme, il perdit presque entièrement la vue.

Mars. — *Examen :* la cicatrisation est complète, le globe oculaire gauche d'aspect normal; mais il existe une déformation palpébrale légère et les mouvements d'élévation du globe sont impossibles. Le blessé perçoit légèrement la lumière dans la partie externe du champ visuel.

Examen ophtalmoscoqique :

O. D. : Normal.

O. G. : Il existe, à la partie inféro-interne du champ, un vaste décollement grisâtre, mobile, offrant l'aspect classique.

La papille est un peu floue, ce qui est dû, croyons-nous, au léger trouble des milieux.

La partie non décollée n'est pas indemne ; sur le trajet d'un vaisseau rétinien, on voit une tache brunâtre, reliquat d'une hémorragie de la rétine.

De chaque côté de la papille et à son niveau, existent des zones alternativement grises et noires de choroïdite atrophique.

Le droit supérieur est paralysé, très probablement par atteinte directe.

Les lésions chorio-rétiniennes viennent, ici, se surajouter au décollement traumatique comme dans le cas précédent.

On peut en conclure que tous les mécanismes invoqués comme agents de décollements peuvent l'être aussi comme agents d'autres lésions du fond.

Observation IX (consultation externe)

Blessure pénétrante par éclat d'obus de la région orbitaire droite. — Paralysie du moteur oculaire commun. — Décollement rétinien inférieur et externe. — O. G. V. : normal. — O. D. V. : o.

D..., Cléonis-Gustave, 143ᵉ d'infanterie, trente-quatre ans.

Blessé le 24 septembre 1914, à Beaumont (Meuse).

Il fut atteint par des éclats d'un obus fusant de 105 (il en aurait retrouvé le culot).

La blessure, porte d'entrée des éclats, siège un peu en arrière de la queue du sourcil droit. Un petit éclat fut retiré de la plaie, le 8 octobre ; un autre, enlevé le 29 octobre, était situé dans la région temporale, à 2 centimètres de profondeur au-dessus de l'arcade zygomatique ; un autre éclat sortit spontanément par les fosses nasales dans un éternuement. L'œil fut rouge longtemps.

28 octobre. — Paralysie traumatique du moteur oculaire commun. O. D. V. : o.

17 avril. — La paralysie du III persiste.

Le malade se plaint de névralgies sus-orbitaires.

O. D. V. : o.

O. G. V. : 2/3.

Quelques opacités cristalliniennes gênent l'examen du fond.

Il existe, nettement, un décollement rétinien externe et probablement aussi un décollement inférieur. Mais le trouble des milieux fait hésiter entre ce diagnostic et celui de rétinite proliférante ou d'exsudats ; la portion de la rétine non décollée semble présenter des reliquats d'hémorragie sous forme de pigments.

C. — DÉCOLLEMENTS ASSOCIÉS A DES DÉCHIRURES

b) **Eclats d'obus.**

Observation X (M. 86)

Chute sur des branchages. — Contusion de l'œil gauche. — Décollement rétinien en haut et en dedans, avec déchirure. — O. D. V. : normal. — O. G. V. : Q. (Fig. 3.)

P..., Camille, canonnier de première classe, 46e d'artillerie, trente ans.

Blessé accidentellement à Villers-sur-Meuse, en août 1914.

Etant dans un grenier, il fit une chute de 2 à 3 mètres sur des branchages qui lui contusionnèrent la face et en particulier l'œil droit ; il eut même une petite érosion conjonctivale qui saigna; l'œil resta rouge pendant trois semaines, sans qu'il voulût interrompre son service. Il ne remarqua pas de baisse brusque de la vision qui, selon lui, aurait diminué peu à peu jusqu'au jour où il se fit évacuer (septembre).

3 avril : O. D. : normal.

O. G. : perçoit la main bouger à la partie inférieure du champ visuel.

Toutes petites synéchies rompues sur la cristalloïde antérieure.

L'examen du fond d'œil permet de voir un décollement très mobile de la rétine en haut et en dedans, tangent au bord papillaire. Ce décollement s'arrête en haut, suivant une ligne oblique de bas en haut et de dedans en dehors. La rétine est déchirée à ce niveau.

Il ne s'agit pas, ici, d'une blessure de guerre par arme à feu ; cependant nous avons retenu ce cas pour montrer l'analogie que présentent souvent les lésions d'un même type entre elles, quelle qu'en soit la cause.

Observation XI (consultation externe).

Blessure périoculaire gauche par éclat de balle. — Décollement rétinien ancien probable. — Lambeau rétinien déchiré flottant.

V..., Félix, 132e d'infanterie, vingt et un ans.

Blessé à Fontenelle (Vosges) le 22 février 1915.

Il regardait à travers un créneau qu'une balle frôla, elle éclata et projeta autour d'elle de nombreux débris métalliques ; l'un d'eux pénétra au-dessous de l'œil gauche de l'observateur un peu plus bas que le rebord orbitaire ; la baisse de vision fut immédiate.

28 juin. — Petite cicatrice adhérente ; globe oculaire normal, réflexes conservés.

Examen du fond : gros exsudat triangulaire grisâtre, tangent au bord inférieur de la papille.

Les vaisseaux inférieurs sont en partie rejetés vers le haut, un seul, très flou, chemine sur l'exsudat.

Près de l'extrémité de cet exsudat, qui se termine en pointe, et se détachant de son bord supérieur, une membrane flottante de petite dimension porte un vaisseau mobile avec elle-même. Il s'agit d'une mince portion déchirée de la rétine qui ne s'est pas réappliquée et qui n'a pas subi l'évolution fibreuse.

Bien que la plus grande partie de ce décollement ait subi une évolution fibreuse nous plaçons cette observation à côté de la précédente à cause de la déchirure rétinienne.

D. — OBSERVATIONS ANTÉRIEURES

Observation XII (D., 195).

Plaie de la paupière supérieure gauche. — Plaie du menton. Lésion du fond de l'œil gauche. — O. D. V. : 2/3. — O. G. V. : 0.

C..., Jean-Baptiste, 167e d'infanterie, vingt-trois ans.
Blessé au Bois-le-Prêtre (23 avril 1915), par grenade.
Examen. — O. G. : hémorragie rétino-choroïdienne.
Décollement rétinien probable partant de la papille et en dedans d'elle.

Observation XIII (D., 214).

Blessure par grenade. — O. D. V. : 1.
O. G. V. : 1/100, *décollement rétinien.*

R..., Victor, sergent, 171e régiment d'infanterie.

Observation XIV

Blessure par éclat d'obus, de la région temporale gauche et de l'œil droit. — O. D. : *troubles du vitré.* — O. G. : *corps flottants, décollement rétinien, hémorragie rétinienne.* — O. D. V. : Q. — O. G. V. : 0.

B..., Henri, 3e chasseurs à pied.

Observation XV

Blessure au bras, chute sur la tête. — O. D. V. : 1/3.
O. G. : *décollement rétinien.*

D..., 3e zouaves.
Blessé 26 décembre 1914.

Observation XVI

Contusion périoculaire. — O. G. : *décollement rétinien.*

Ch..., 299e d'infanterie.

Observation XVII

O. D. : *décollement rétinien.*

Sch..., 99e d'infanterie.
Blessé 26 août 1914 à la tempe droite.

II. — ANCIENS DÉCOLLEMENTS RÉTINIENS RÉAPPLIQUÉS ET EXSUDATS

A. — TYPES PURS

a) Balle.

Observation XVIII (consultation externe).

Blessure par balle, choc orbito-nasal. — Gros exsudat fibreux de la région inférieure et péripapillaire. — O. G. V. : normal. — O. D. V. : o. (Fig. 4.)

C,... Eugène, 62e d'infanterie.

Pendant une attaque, étant couché à terre, le soldat reçut une balle tirée de 250 mètres environ. Elle entra au niveau

Planche III.

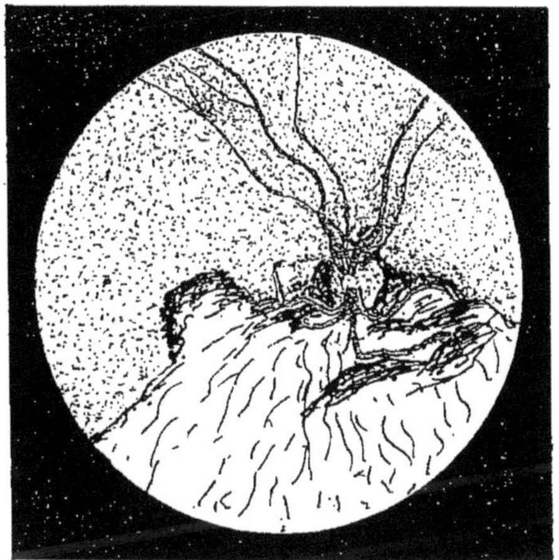

Fig. 4.

Observation XVIII.

O. D. Plaque fibreuse de chorio-rétinite proliférante.

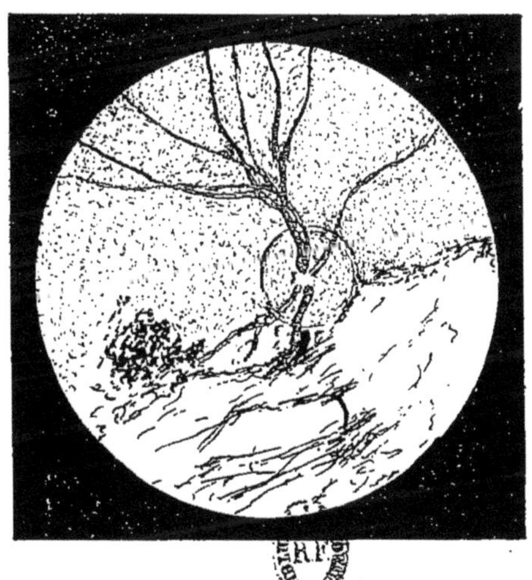

Fig. 5.

Observation XIX.

O. D. Chorio-rétinite proliférante et choroïdite atrophique.

de l'angle interne de l'œil droit, en dessous du globe, dans la région lacrymale, traversa la face et le cou pour aller se loger au niveau des apophyses épineuses dorsales, d'où l'on n'a pas tenté de l'extraire. Il perdit la vue à droite. Cette cécité persiste actuellement.

Après avoir été soigné dans divers hôpitaux, il fut envoyé au Centre ophtalmologique où l'on constate :

4 mars. — Une légère encoche palpébrale due à la cicatrice adhérente de la plaie d'entrée de la balle ; globe oculaire normal.

O. G. V. : normal.

O. D. V. : O.

La pupille réagit paresseusement. Examen du fond : les lésions prédominent surtout à la partie inférieure ; elles entourent la papille qui est enserrée par du tissu fibreux, empiètent sur elle et en masquent parfois les contours. Ce qui frappe, à première vue, c'est l'aspect gris verdâtre de toute la partie inférieure du champ ; aspect dû à une nappe fibreuse triangulaire s'avançant de l'extrême périphérie jusqu'à la papille qui en marque le sommet. Cette zone fibreuse est immobile, surélevée, et comme boursouflée; certains vaisseaux serpentent à sa surface comme sur un décollement, d'autres ont leur trajet brusquement interrompu ou rejeté vers le sommet. Cette portion est séparée du tissu sain par de gros amas de pigments lui formant un cadre irrégulier. Enfin, les vaisseaux manquent à la périphérie ou plutôt vers la base de la lésion; l'un des vaisseaux ayant cheminé quelque temps sur l'exsudat flotte librement dans les milieux oculaires, libre ou soutenu par une très mince portion de la rétine.

Le fait que le trajet des vaisseaux inférieurs a été interrompu nous permet de conclure qu'il s'est agi d'une déchirure rétinienne réappliquée plus ou moins exactement. La prolifération fibreuse a ici la valeur d'une cicatrice.

Observation XIX (D., 650).

Blessure par balle, choc malaire, rétinite proliférante dans la moitié inférieure du champ rétinien. — O. D. V. : 1/6. — O. G. V. : normal. (Fig. 5.)

Capitaine G..., Max, 9e Landwehr.

Blessé le 5 octobre, dans la région de Nancy, par une balle française tirée à une distance qu'il ne peut apprécier. Elle pénétra un peu en dessous de la mastoïde gauche, pour sortir au niveau du plancher orbitaire droit qu'elle fractura.

Il perdit la vue brusquement, sans syncope; quelques instants après, l'œil gauche recouvra l'acuité normale. Un mois après sa blessure, il fut examiné par M. Rohmer, de Nancy, qui diagnostiqua :

Sang dans le vitré de l'O. G.

Pas de décollement visible.

Un second examen pratiqué au bout de trois semaines fit porter le nouveau diagnostic :

Décollement rétinien devenu visible grâce à la résorption partielle du sang du vitré. Vers la fin février, M. Bouin l'examina et conclut :

1° Destruction d'une petite zone de la rétine;

2° Petit décollement;

3° Hémorragie du fond;

4° Corps flottants;

5° Abaissement de l'œil.

3 mars. — A Desgenettes, état actuel; il persiste au niveau du plancher orbitaire droit une cicatrice adhérente, excavée, avec perte de substance osseuse, mais sans esquille ou exostose.

Le blessé se plaint de mouches volantes, de micropsie et métamorphopsie, de diplopie suffisamment expliquée par l'abaissement de l'œil.

La vision est conservée en dedans et en bas, mais il perd

les objets en dehors et en haut. L'acuité est relativement bonne dans le champ visuel conservé, soit 1/6.

L'O. G. est normal. O. G. V. : 1.

L'O. D. est légèrement abaissé; attiré en bas par des stractus cicatriciels.

Etat du fond d'œil : le sang du vitré a presque entièrement disparu, il ne persiste que de rares corps flottants. Toute la région du fond d'œil située en dessus de la papille, y compris la région maculaire, ne présente pas de grosses lésions, ce qui correspond à l'intégrité relative de l'acuité visuelle. Par contre, on trouve de grosses lésions circonscrivant la partie inférieure de la papille et occupant toute la moitié inférieure du champ ophtalmoscopique.

En dessous de la région maculaire prédominent les amas pigmentaires, reliquat probable d'hémorragie. Tout à fait en dedans et un peu en bas, s'étale une nappe grisâtre formée de tissus fibreux, faisant saillie sur le reste du champ; il peut s'agir du décollement signalé plus haut, réappliqué, ou peut-être plutôt d'une réaction fibreuse de chorio-rétinite proliférante ayant toutes les apparences d'un ancien décollement.

Observation XX (D., 585, M., 111).

Blessure par balle, effondrement de la base du nez. — O. D. : gros exsudat de la partie inférieure de la rétine, enserrement de la moitié de la papille. — Nappes hémorragiques équatoriales inférieures. — O. G. V. : 1/20. — O. D. V. : 0. (Fig. 6.)

V..., Marius, sergent, 58e d'infanterie.

Blessé le 25 janvier 1915. Il dit avoir reçu une balle tirée à 80 mètres environ et qui l'aurait atteint de face. Cependant, il présente un effondrement de toute la base du nez, comme s'il s'agissait d'une blessure tangentielle, à moins que ce ne soit une blessure par ricochet ou par balle retournée?

Les yeux sont indemnes apparemment, mais, quel que soit le mécanisme de la blessure, le choc et l'ébranlement ont dû être considérables.

Le blessé porte une pièce prothétique (nez artificiel).

Avril. — Examen : O. G. V. : 1/20.

O. D. V. : 0.

O. D. : on aperçoit en bas du champ ophtalmoscopique une vaste nappe gris verdâtre qui s'avance en pointe pour recouvrir la moitié supérieure de la papille : c'est un processus de prolifération conjonctive intense, suite, peut-être, d'un décollement rétinien compliqué d'hémorragie et de rupture choroïdienne. A la région équatoriale, de larges nappes rouges forment autant de languettes à base inférieure.

Comme nous l'avons fait remarquer, le choc nasal intense a dû se répercuter jusqu'aux globes droit et gauche : c'est donc bien là un contre-coup typique; on ne peut guère penser à un traumatisme des deux yeux.

1er juillet. — Nouvel examen :

O. G. V. : 1/10, donc légère amélioration.

O. D. : fond d'œil, mêmes constatations, même aspect général du fond, sauf que les languettes rouges équatoriales ont complètement disparu et sont remplacées par des traînées grisâtres.

O. G. : la papille est nettement blanche.

Observation XXI (D., 1047)

Blessure par balle à trajet intracranien. — Lésion probable de la voûte orbitaire gauche; gros exsudat englobant la papille, hémorragie. — O. D. V. : 2/3. — O. G. V : 0.

S..., Jean, vingt-neuf ans.

Blessé le 14 février à la côte 607 (Vosges).

Une balle, tirée à 200 mètres, entra au niveau de la région temporale droite et sortit au niveau de la région temporo-frontale gauche, le blessé présente un certain état de torpeur cérébrale : pouls à 58.

Avril. — Examen : O. G. : deux gros flocons du vitré. Au fond d'œil, un gros exsudat blanchâtre occupe toute la partie supérieure de la rétine, masque la papille entière et les vaisseaux rétiniens.

Une tache rouge équatoriale tranche sur le fond nacré de l'exsudat.

La portion inférieure de la rétine est saine, mais l'enserrement de la papille suffit à expliquer la cécité.

Observation XXII (consultation externe).

Balle traversant l'orbite droit : rupture de la choroïde droite et rétinite proliférante. — O. G. V. : 2/3. — O. D. V. : Q.

U..., François, 29e d'infanterie, vingt et un ans.

Blessé le 28 février 1915.

Fut atteint par une balle tirée à 50 mètres ; elle entra par la paupière supérieure droite et sortit dans la région orbito-frontale. Chute et perte de connaissance sous le choc. A l'entrée, 16 avril, le blessé accuse une douleur sourde intermittente de l'œil droit.

La plaie d'entrée, au tiers externe de la paupière supérieure droite est incomplètement cicatrisée avec une petite fistule. Conjonctivite avec chémosis ; synblépharon.

Mai. — Du trajet fistuleux, on retire une petite esquille venant du frontal.

Examen ophtalmoscopique : corps flottants du vitré, milieux troubles, la papille apparaît floue, large plaque de rétinite proliférante. Dans la partie interne, probablement ancien décollement réappliqué.

b) Eclats d'obus.

OBSERVATION XXIII (consultation externe).

Blessure par éclat d'obus de la région sourcilière droite. — Exsudat fibreux recouvrant la papille. — O. G. V : 1. — O D. V : o. (Fig. 7.)

T..., Irénée, 2e zouaves.

Blessé dans la Marne le 16 septembre.

Il reçut un éclat d'obus au niveau de la partie externe du sourcil droit. L'œil droit fut rouge, ecchymotique, puis redevint normal.

L'éclat fut enlevé au bout de huit jours.

Le 26 septembre, le diagnostic porte :

O. D : opacité du vitré.

O. G. : normal.

28 avril. — Ce malade nous est envoyé par une Commission pour examen spécial.

On sent une hyperostose légère au niveau du rebord orbitaire supéro-externe.

Réflexes pupillaires paresseux.

O. G. V. : 1.

O. D. V. : o. Aucune perception lumineuse. Le fond d'œil est redevenu nettement visible.

La papille est pâle, floue, enclavée dans une couenne de rétinite proliférante. Les vaisseaux aussi sont flous, cheminent sur une surface irrégulière blanc verdâtre. Cette plaque fibreuse, résultat d'une transformation conjonctive des tissus nobles chorio-rétiniens occupe presque tout le fond d'œil, et, à la périphérie seulement, la rétine saine lui forme comme un anneau.

La baisse considérable de la vision est imputable à l'enserrement de la papille par l'exsudat.

Planche IV.

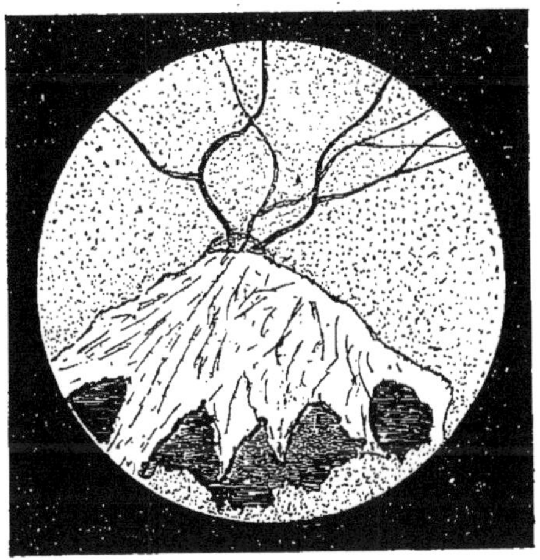

Fig. 6.

Observation XX.

O. D. Plaque fibreuse recouvrant la papille. — Hémorragies équatoriales.

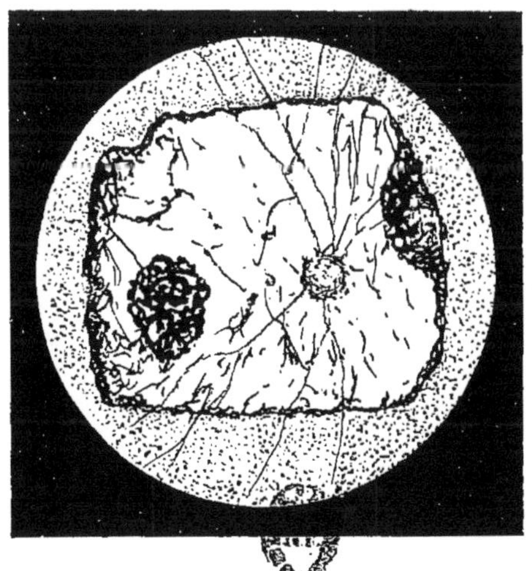

Fig. 7.

Observation XXIII.

O. D. Plaque fibreuse centrale et choroïdite atrophique.

B. — TYPE ASSOCIÉ

a) Balle.

Observation XXIV (D., 838, M., 14).

Blessure par balle de shrapnell de la joue droite. — Choc orbitaire. — Hémorragie et exsudats. — Lésions très étendues. — O. G. V. : normal. — O. D. V. : 1/100.

F..., Camille, 7e génie.

Blessé dans la Meuse le 15 février 1915.

Il venait d'être blessé à la jambe et reposait, la tête appuyée sur son bras, lorsqu'une balle de shrapnell, lui traversant le coude, pénétra dans la joue droite à 2 centimètres en avant du lobe inférieur de l'oreille droite contre la branche montante du maxillaire; elle ne fut pas extraite; la radiographie décèle sa présence. Aussitôt, il n'a plus vu de l'œil droit.

25 mars. — A l'examen externe, l'œil est normal. Cicatrice cupuliforme à la porte d'entrée du projectile.

O. G. V. : normal.

O. D. V. : 1/100.

Toute la moitié interne de la rétine, à partir de la papille, a pris une teinte gris verdâtre due à un exsudat fibreux.

A la périphérie équatoriale de l'exsudat s'étale une nappe sanguine d'un beau rouge.

En dehors de la papille, on note, en dessous de la région maculaire, quelques grains de pigments sur fond grisâtre.

Observation XXV (consultation externe).

Blessure par balle ayant traversé le sinus maxillaire gauche. — Rétinite proliférante; reliquat d'hémorragie. — O. D. V. : normal. — O. G. V. : Q.

R..., Edmond, 367e d'infanterie, trente ans.

Blessé à Fère-Champenoise, 9 septembre 1914. Etait à genoux, à 30 mètres de l'ennemi ; il reçut une balle qui toucha la culasse de son fusil, puis pénétra de bas en haut dans la bouche, brisa les incisives, canines et prémolaires supérieures gauches, creusant une vaste brèche, perforant le palais et le sinus. Le projectile semble alors avoir changé de direction, puisqu'il ressort sous le lobe inférieur de l'oreille gauche.

Le 15 septembre seulement, donc sept jours après sa blessure, le soldat constata une baisse de la vision à gauche.

Mai. — La vision, très diminuée, n'existe que tout à fait en dehors du champ visuel.

Au fond, en dessous de la papille, on voit une zone gris blanchâtre, limitée en dehors par une traînée de pigment : exsudat fibreux, probablement.

Dans le reste du champ rétinien se détachent quelques amas noirs dont l'un est situé sur le trajet d'un vaisseau rétinien. Il s'agit d'hémorragies choroïdiennes et rétiniennes en voie de régression.

17 juillet. — Grosse amélioration. O. G. V. : 1/20.

Lésions semblant en voie de régression.

Observation XXVI (D., 369, M., 68).

Blessure par balle entrée au niveau de la région temporale droite.— Gros exsudats périmaculaires. — Hémorragies chorio-rétiniennes. — O. G. V. : 1. — O. D. V. : 1/30. (Fig. 8.)

P..., Emile, 72e d'infanterie, vingt-cinq ans.

Blessé aux Eparges le 25 avril 1915.

Au début d'une contre-attaque, alors qu'il se démasquait pour tirer, il fut frappé par une balle qui pénétra dans la région temporale droite au niveau de l'attache supérieure de l'oreille et sortit au niveau du sillon naso-génien gauche. Il dit avoir été trépané à Verdun.

10 mai. — Examen ophtalmoscopique à Contrexéville.

Reliquats d'hémorragie rétinienne ; placards pigmentaires.

Rétinite proliférante.

23 juin. — Examen fait aux Minimes. O. D V. : 1/30.

Papille normale.

Gros exsudat grisâtre au-dessous de la macula, sur lequel se détache une zone ovale rougeâtre.

Reliquats d'hémorragie.

Choroïdite atrophique au pôle inférieur.

Intégrité du reste du fond.

Observation XXVII (consultation externe).

Blessure par éclat d'obus de l'arcade sourcilière droite. — Reliquat d'hémorragies périmaculaires. — Gros décollement réappliqué et exsudats inféro-externes. — O. G. V. : normal. — O. D. V. : Q.

M..., Paul, 3e zouaves, vingt-quatre ans.

Blessé le 7 septembre dans la Marne par un éclat d'obus ayant pénétré au niveau de la portion externe de l'arcade sourcilière droite.

L'œil était rouge, injecté, les paupières œdématiées, si bien que le premier diagnostic porté fut celui de rupture du globe.

12 mars. — Actuellement, l'œil a repris son aspect normal; il n'est ni mou ni douloureux, et l'on peut affirmer qu'il n'y eut pas issue de vitré.

Les réflexes oculaires sont conservés. V. : Q.

Au fond d'œil, la papille est normale ; près d'elle, à 1/2 d. p. environ, on voit un amas de pigments noirâtres, reliquat d'hémorragie. Il existe des lésions semblables superposées entre la papille et la macula. En bas et en dehors, on voit une large nappe gris verdâtre nettement séparée en dedans de la portion saine.

C'est ce que nous avons déjà maintes fois rencontré et qu'on peut interpréter comme un décollement rétinien réappliqué avec prolifération conjonctive de la rétine.

OBSERVATION XXVIII (D., 825, M., 112).

Blessure par éclat d'obus périoculaire. — Hémorragies chorio-rétiniennes. — Rétinite proliférante péripapillaire. — O. D. V. : normal. — O. G. V. : Q.

G... Fernand, 117e d'infanterie, vingt-quatre ans.

Blessé à Suippes le 13 mars 1915.

Un des éclats qui l'ont frappé l'a blessé à la paupière supérieure gauche. Il eut de la commotion et ne peut rien dire des circonstances de sa blessure.

20 avril, examen. — Petite cicatrice à la paupière supérieure gauche. Œil normal d'apparence.

Gros placards de rétinite proliférante entourant la papille.

Hémorragie choroïdienne. Corps flottants et caillots du vitré.

OBSERVATION XXIX (consultation externe).

Eclats multiples de la face. — Vastes exsudats recouvrant la papille. — O. D. V. : normal. — O. G. V. : o.

L..., Félicien, 346e d'infanterie, vingt-cinq ans.

Blessé au Bois-le-Prêtre le 28 mars 1915.

Des éclats multiples de grenade l'atteignirent à la face lors d'une attaque ; les régions périoculaire et orbito-frontale gauche en particulier ont été touchées.

Mai 1915. — O. G. : limitation des mouvements du globe en haut et en dehors.

A l'éclairage au miroir, on a l'impression d'un tapis ; il existe en effet un grand exsudat nacré limité en dehors par une nappe hémorragique rougeâtre.

La périphérie seule est indemne.

Planche V.

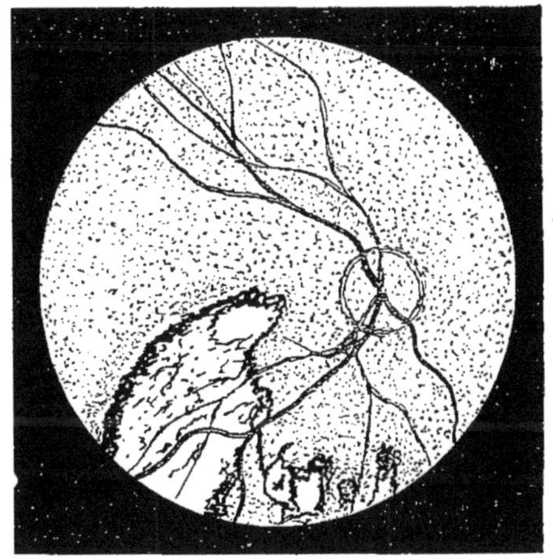

Fig. 8.

Observation XXVI.

O. D. Prolifération conjonctive et choroïdite atrophique.

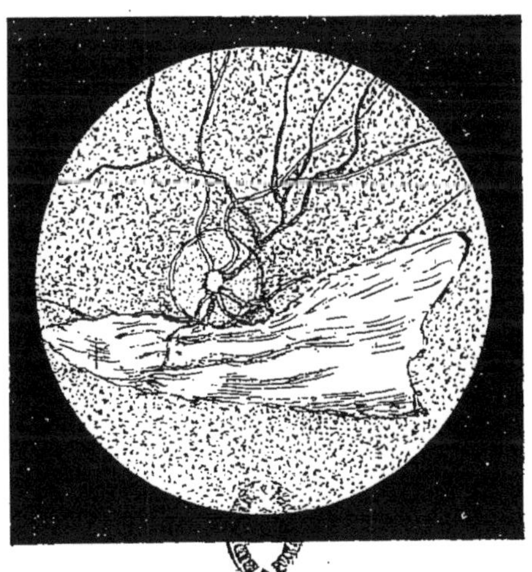

Fig. 9.

Observation XXXV.

O. G. Exsudat fibreux triangulaire tangent au bord de la papille.

Observation XXX (D., 888; M., 118).

Eclat d'obus ayant enlevé O. D. — Choc de la paroi orbitaire externe droite. — Exsudats et hémorragies. — Intégrité de la région maculaire. — O. D. : énucléé. O. G. V. : 1/10.

P..., François, 42e d'infanterie, trente-trois ans.

Blessé à Urvillers (Aisne) le 29 août 1914.

Un premier éclat d'obus le blessa à la main droite, un second emporta l'œil droit; un troisième, plus petit, fit une très légère blessure de la région temporale gauche.

Le soldat, couché à plat ventre lors de sa blessure, perdit connaissance sous le choc et se retrouva le lendemain à la même place. Mais il avait perdu la vue et, en outre, très affaibli par une forte hémorragie, il dut rester sur le terrain.

Il fut recueilli après trente-six heures par des Allemands, non sans dommage, d'ailleurs; il reçut un coup de crosse sur la tête dont on voit encore la cicatrice.

Enfin, des médecins-majors le soignèrent et l'expédièrent à Saint-Quentin.

Après des séjours dans différentes villes, il fut évacué d'Allemagne comme grand blessé.

23 avril 1915. — Mutilation palpébrale droite.

L'œil droit manque.

Petit abcès de la paupière supérieure.

O. G. : normal d'aspect.

Cicatrice dans la région temporale gauche de la petite blessure à laquelle on peut imputer les lésions.

Réflexes conservés, paresseux.

A la partie inféro-externe du champ rétinien, on voit une plaque grisâtre avec des tractus fibreux recouvrant les vaisseaux qui cheminent sur une surface irrégulière.

Il semble bien s'agir d'un ancien décollement réappliqué par le processus ordinaire.

Du même côté, mais en dessus de la papille, une traînée

noirâtre indique une hémorragie ancienne. Accolée à celle-ci, une lunule d'atrophie choroïdienne laisse percevoir la sclérotique à travers la choroïde dégénérée.

On est en présence plutôt d'une distension choroïdienne avec hémorragie capillaire que d'une véritable déchirure.

Observation XXXI (H.-D., 70; M., 154).

Blessure par éclat d'obus de la région temporale. — Rupture choroïdienne et rétinite proliférante. — O. G. V.: 1/20.

P..., Marcel, maréchal des logis, 37e d'artillerie, vingt-quatre ans.

Blessé à la tranchée de Calonne le 24 avril 1915.

Un obus éclata près du maréchal des logis qui emmenait ses pièces.

Un éclat l'atteignit à la tempe gauche, faisant une légère blessure; elle saignait pourtant abondamment, et le choc fut si violent que le blessé prit une syncope et resta la nuit sur le terrain.

Début de mai. — A 2 centimètres de l'angle externe de O. G., petite cicatrice.

O. D. est sain.

O. G. est un peu rouge. Réflexe paresseux. O. G. V. : 1/20.

Rupture de la choroïde concentrique à la papille. Hémorragie de la rétine.

8 juin. — La vision est de 1/40 à la partie externe du champ visuel.

Lorsque l'œil fixe un point devant lui, la vision est beaucoup inférieure.

1er juillet. — O. G. : la partie de la rétine en dedans de la papille est saine. En dehors de la papille et tangents à celle-ci, de gros exsudats verdâtres.

Sur les bords de cet exsudat, des caillots flottants semblent rattachés à des flaques hémorragiques du fond d'œil.

La rétine a dû être déchirée à ce niveau.

Hémorragie des vaisseaux rétiniens qui sont rejetés du côté sain.

Observation XXXII (D., 407).

Blessure au crâne. — Ancienne hémorragie rétinienne régressive. — Large tache blanche. — Papille en œillet, œdémateuse, rétinite proliférante. — O. G. V. : 1. — O. D. V. : Q.

L..., Alexandre, 29ᵉ d'infanterie.

Observation XXXIII (D., 412).

Blessures par éclats de balle perioculaires. — Hyperémie conjonctivale. — Hémorragie régressive. — Rétinite proliférante : nombreux éclats métalliques de l'orbite. — O. D. V. : 1/2. — O. G. V. : 1/20.

N..., Eugène, 2ᵉ zouaves.

Observation XXXIV

Plaie de la paupière droite. — Hémorragie rétinienne. — Exsudats. — Rétinite proliférante.

M..., blessé le 20 septembre 1914.

III. RUPTURES CHOROÏDIENNES

A. — TYPES PURS

a) Balles.

Observation XXXV (consultation externe).

Blessure par balle ayant traversé le maxillaire supérieur droit et effondré le maxillaire supérieur gauche. —

Lésion par contre-coup. — O. D. : *déchirure choroïdienne en fer à cheval.* V. : 1/20. — O. G. : *gros exsudat inférieur.* V. : Q. (Fig. 8 et fig. 9.)

M..., Gaston, 113e d'infanterie.

Blessé le 8 décembre 1914 devant Vauquois.

Il fut atteint à la face par une balle; elle pénétra à 2 centimètres en avant du lobe inférieur de l'oreille droite, traversa le maxillaire supérieur droit et sortit au niveau du maxillaire supérieur gauche qu'elle effondra.

La vision disparut des deux côtés, puis s'améliora à droite, les globes n'ont certainement pas été touchés.

1er mars 1915. — O. D. V. : 1/30.

30 mars. — O. D. V. : 1/40.

Abaissement de O. G. de 1 centimètre environ.

Examen du fond :

O. D. : une déchirure choroïdienne typique en fer à cheval, dont les branches regardent en haut, entoure la papille distante d'elle d'un diamètre papillaire environ; quelques amorces de déchirures se détachent de la grande fissure.

O. G. : perçoit légèrement la lumière à la moitié inférieure du champ visuel. Petit ulcère cornéen, guéri actuellement.

En dessous de la papille, et tangente à elle, un exsudat verdâtre triangulaire s'est formé, sans doute aux dépens d'une déchirure rétinienne, car les vaisseaux rétiniens inférieurs sont rejetés vers le haut.

Le contre-coup a été plus violent à gauche qu'à droite; aussi, tandis que O. D. ne présente qu'une rupture choroïdienne, O. G. offre, outre la rupture choroïdienne, une désorganisation de la membrane et une rupture de la rétine, d'où des lésions cicatricielles considérables.

Il est à remarquer, comme dans presque tous les cas, que les lésions siègent dans des régions du globe les plus proches du lieu d'ébranlement.

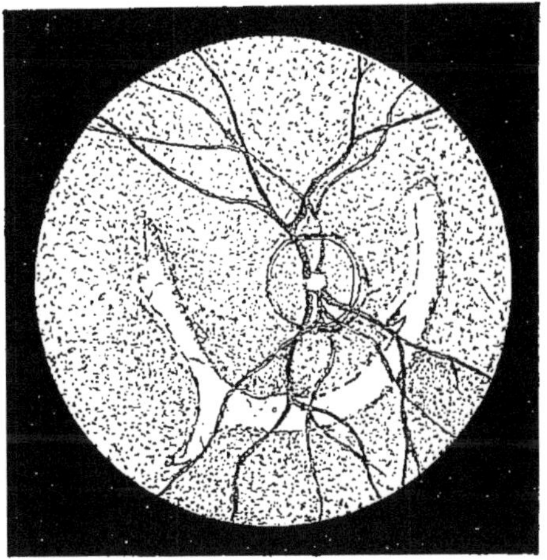

Fig. 10.

Observation XXXV.

O. D. Rupture choroïdienne en fer à cheval (type pur).

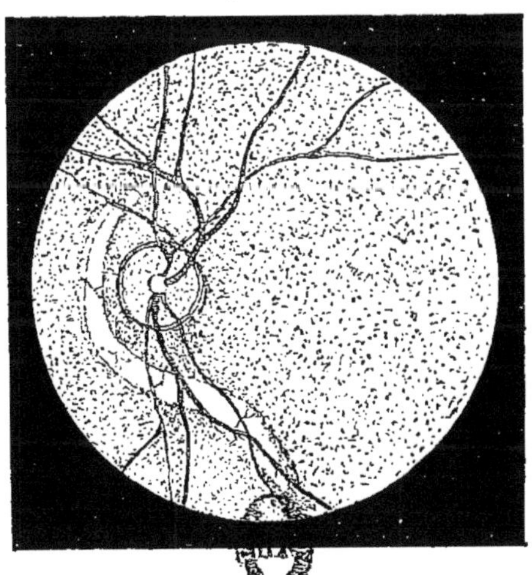

Fig. 11.

Observation XXXVI.

O. G. Rupture choroïdienne en S (type pur).

b) Eclats d'obus.

Observation XXXVI (D., 1.237).

Blessure au niveau de la région lacrymale par un éclat d'obus logé dans le sinus sphénoïdal gauche. — Déchirure choroïdienne péripapillaire. — O. G. V. : 1/20. (Fig. 11.)

R..., Pierre, Ve section d'infirmiers.

Blessé le 21 septembre 1914 à Cheppy (Meuse).

Un fragment d'un obus de gros calibre pénétra au niveau de la région lacrymale gauche et alla se loger dans le sinus sphénoïdal (radiographie du 24 mars 1915).

6 octobre. — A l'entrée : diagnostic ophtalmologique ; hématome sous-conjonctival ; hémorragie chorio-rétinienne.

9 mars. — O. G. V. : 1/20. Réflexes et aspect de l'œil normaux.

Les taches hémorragiques du début ont disparu et laissent voir une rupture choroïdienne typique, en arc de cercle, entourant la papille en bas et en dehors. Les bords en sont nets, légèrement pigmentés. Au fond de la scissure, la sclérotique blanchâtre apparaît avec quelques vaisseaux. La rétine n'a subi aucun dommage et ses vaisseaux passent sans altération d'un bord à l'autre. La vision est stationnaire.

L'intérêt de ce cas porte sur le fait que, au début, on apercevait seulement des taches hémorragiques dues à la rupture des capillaires de la choroïde ; ce n'est qu'après la résorption sanguine qu'on a pu constater la véritable lésion.

20 juillet. — Amélioration de l'acuité V. : 1/10. Même aspect du fond d'œil. Le blessé se plaint de céphalée violente, on se propose d'extraire l'éclat.

Observation XXXVII (H.-D., 353, M., 65).

Blessure par éclat d'obus au niveau du sinus frontal droit effondré. — O. D. : rupture choroïdienne inférieure; exsudat; choroïdite atrophique. — O. D. V. : 1/20. = O. G. V. : 1/6. (Fig. 12.)

M. B..., J.-Pierre, vingt-cinq ans, 30e d'infanterie.

Blessé le 7 septembre 1914 à Taintrux, près Saint-Dié.

Des éclats d'obus l'atteignirent à la face, au cou, au thorax. C'est au niveau du frontal droit que la blessure fut la plus sérieuse. On enleva de nombreux éclats.

Avril. — On constate un effondrement du sinus frontal droit avec fracture de la table interne, on voit battre le cerveau sous les téguments.

L'O. D., douloureux, semble avoir été atteint directement; fond difficile à voir à cause du trouble des milieux; on aperçoit, cependant, quelques exsudats mal délimités. O. G., aspect normal, large rupture choroïdienne en forme de demi-cercle parallèle au bord inférieur de la papille.

Au niveau de la région équatoriale inféro-interne, on voit de gros exsudats limités par un cadre pigmentaire.

Tout à fait en haut, enfin, zone grisâtre d'atrophie choroïdienne à contours nets.

1er juillet. — O. G. : même constatation, la rupture est d'un blanc nacré laissant voir les vaisseaux scléroticaux, il n'a presque plus de pigments sur les bords. O. D. : fond éclairable.

La papille, en voie d'atrophie, est englobée dans du tissu fibreux grisâtre, sur lequel serpentent les vaisseaux rétiniens amincis. O. D. V. : o.

Cette baisse considérable et rapide de la vision est due à la prolifération fibreuse, laquelle est consécutive à l'atrophie de la papille.

Planche VII.

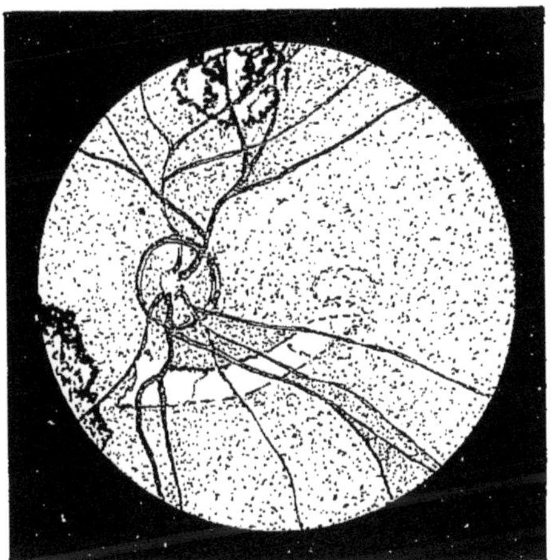

Fig. 12.

Observation XXXVII.

O. G. Rupture choroïdienne en arc de cercle. — Quelques lésions équatoriales.

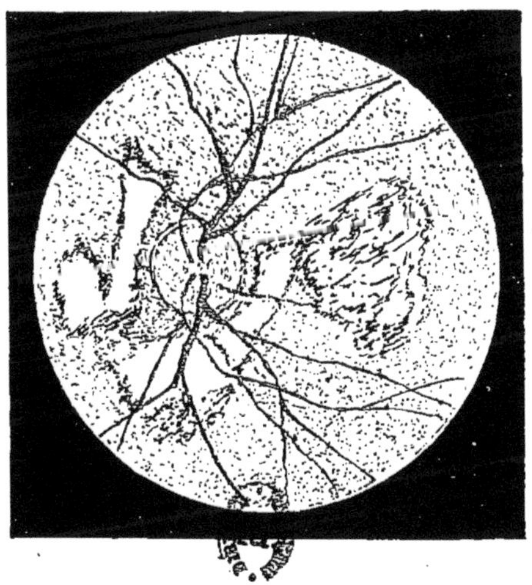

Fig. 13.

Observation XXXIX.

O. G. Ruptures choroïdiennes multiples et chorio-rétinite maculaire.

B. — TYPES ASSOCIÉS

a) Balles.

Observation XXXVIII (consultation externe).

Blessure par balle. — Rupture choroïdienne de l'O. G., reliquat d'hémorragie. — O. D. V. : normal. — O. G. V. : Q.

M..., Baptiste, vingt-deux ans, 173ᵉ d'infanterie.

Blessé le 20 février 1915 aux Eparges.

Une balle tirée de très près éclata après avoir touché un corps métallique; les débris en furent projetés en tous sens. Il reçut de nombreux éclats à la face, et, notamment, autour des yeux : l'œil fut rouge longtemps, avec de l'œdème des paupières.

Examen. — O. D. V. : normal. — O. G. V. : Q.

Gros pochon pigmentaire au-dessous de la région maculaire.

Trois ruptures choroïdiennes concentriques à bords noirâtres dans la région équatoriale interne.

Observation XXXIX (D., 103).

Blessure par balle. — Choc orbitaire gauche. — Rupture choroïdienne péripapillaire. — Reliquats d'hémorragies. — O. G. V. : o. — O. D. V. : normal. (Fig. 13.)

D..., Louis, 76ᵉ d'infanterie.

Blessé le 17 novembre 1914 en Argonne.

En levant la tête hors de la tranchée pour observer les positions ennemies, il fut frappé par une balle; elle l'atteignit tangentiellement à la tête, creusa un large sillon dirigé obliquement de haut en bas, partant de la région frontale gauche, passant à 2 centimètres environ de la commissure palpébrale externe pour se terminer au lobule de l'oreille.

Il fut soigné, tout d'abord, à Neufchâteau, où l'on aurait porté le diagnostic de fracture du crâne.

Mars 1915. — La blessure, actuellement cicatrisée, semble avoir été profonde.

Les troubles oculaires furent immédiats : perte complète de la vue de O. G. ; cette cécité a persisté sans amélioration ; O. D. : normal.

Extérieurement, les deux yeux sont semblables, la pupille gauche réagit à la lumière : il n'y a donc pas de section du nerf optique.

Examen ophtalmoscopique : la papille est nettement pâle. En dedans, existe une rupture choroïdienne ancienne, légèrement arquée, entourée de pigments ; la région maculaire présente de grosses lésions déjà anciennes de trois mois dues à des hémorragies chorio-rétiniennes : celles-ci ont donné lieu à des amas pigmentaires qui alternent avec des zones blanchâtres d'atrophie choroïdienne.

Une seconde rupture offre les mêmes caractères ; elle est reliée à la première au-dessous de la papille par des nappes pigmentaires sous-jacentes aux vaisseaux.

La cécité pourrait être expliquée par la disparition fonctionnelle de la macula, mais il est plus probable que le nerf optique a été lésé plus ou moins gravement par une fracture du canal osseux ; en faisant abstraction de ce cas particulier, il est certain que le globe a été contusionné, soit directement par une esquille osseuse de la paroi orbitaire, soit indirectement par l'ébranlement de tous les tissus de l'orbite et suivant le mécanisme général que nous avons exposé.

Observation XL (D., 739, M., 55).

Blessure par balle, entrée au niveau de l'angle externe de l'œil droit. — Rupture choroïdienne; hémorragie rétinienne. — O. D. V. : Q.

C..., Théophile, 12e alpins, vingt-deux ans.

Blessé à Rothberg (Alsace) le 19 février 1915.

Une balle pénétra au niveau de l'angle externe de l'œil droit, traversa la bouche, sortit à 2 centimètres en dehors de la commissure labiale gauche. Hémorragie assez abondante. Douleurs oculaires à droite très aiguës pendant trois jours.

Mars. — Examen : aspect normal du globe. Vision quantitative; depuis la blessure, larmoiement; pas de douleurs.

Au fond : rupture choroïdienne typique, concentrique à la papille, reliquat d'hémorragie rétinienne disséminée.

Observation XLI (H.-D., 1193).

Blessure par balle. — Choc orbitaire. — Rupture choroïdienne juxta-papillaire; hémorragie de la partie inférieure du champ rétinien. — O. D. V. : normal. — O. G. V. : Q.

F..., André, 51e d'infanterie, trente et un ans.

Il était environ à 250 mètres de l'ennemi et s'en allait demi-courbé, chercher un outil lorsqu'il fut blessé. Une balle entra au niveau de la 7e cervicale, à gauche de la colonne, et ressortit juste en dessous de l'œil gauche, à 1 centimètre du bord libre de la paupière inférieure, près de l'angle interne.

La cicatrisation fut rapide; l'œil, au début, présenta une ecchymose sous-conjonctivale qui se résorba rapidement.

Etat actuel :

Mai 1915. — Cicatrice adhérente, en doigt de gant; réflexes pupillaires conservés, la vision est quantitative seulement, sauf dans la région inférieure du champ où le malade perçoit la main sans compter les doigts.

O. D. : vision normale.

O. G. : la papille est de teinte normale. Tangente à son bord interne, existe une cicatrice de rupture choroïdienne qui se prolonge en bas d'un diamètre papillaire environ.

En dessous de la papille, des amas de pigment circonscrivent une plaque blanchâtre de choroïdite atrophique, si bien que la papille est entourée en bas et en dedans par ces lésions. Prolongeant ces dernières de chaque côté, deux amas pigmentaires s'avancent vers la région équatoriale, séparées par une zone saine. Notons, enfin, à l'extrême limite du champ ophtalmoscopique, une nappe hémorragique encore rouge. Avec le miroir concave seulement, le malade regardant en bas, la lueur pupillaire apparaît grisâtre et en imposerait ainsi, à premier examen, pour un décollement.

Observation XLII (consultation externe).

Blessure par balle. — Choc orbito-malaire. — Grosse lésion maculaire, rupture de la choroïde. — Rétinite proliférante, hémorragie. — Choroïdite atrophique. — O. D. V. : normal. — O. G. V. : Q.

P..., caporal, 257e d'infanterie.

Blessé le 3 mars 1915 à Beauséjour (Champagne).

Etait dans une tranchée prise de flanc par le feu de l'ennemi. Une balle pénétra en avant du tragus gauche pour sortir au-dessous de l'O. G. près du rebord orbitaire qu'elle fractura.

Avril. — O. G. V. : Q., réflexes cornéens normaux.

Au fond : la papille est normale. Entre elle et la macula, on aperçoit une déchirure en arc de cercle dont la concavité regarde la papille. La région maculaire est parsemée de gros pochons noirs. En bas et en dehors s'avance, à partir de la région équatoriale, une plaque grisâtre : exsudat, ou décollement réappliqué. Enfin un tractus fibreux, tendu, partant du fond de la déchirure choroïdienne, suit une direction horizontale, s'épanouit en une plaque blanche qui fait saillie sur le reste du fond.

Çà et là, dans le reste du champ rétinien, quelques hémorragies régressives dont quelques-unes se trouvent sur le trajet des vaisseaux rétiniens.

Observation XLIII (M., 64).

Blessure de la face par balle. — Pénétration dans le visage et dans les paupières des débris de dents arrachées et projetés par la balle. — Chorio-rétinite de l'œil droit. — O G. V. : 1/4. — O. D. V. : Q. (Fig. 14.)

R..., Benoît, sergent, 28ᵉ alpins, vingt-six ans.

Blessé à Steinbach le 27 décembre 1914.

Une balle le frappa à la joue droite. Elle entra au niveau de l'intersection des branches montante et horizontale du maxillaire inférieur, et, heurtant les bords alvéolaires inférieurs, puis supérieurs, sortit dans la joue, suivant le prolongement de l'aile droite du nez en fendant la lèvre. Onze dents furent arrachées, cassées et les débris projetés avec violence sur le visage où ils s'incrustèrent. On lui en enleva dans le menton, sous la paupière gauche, ainsi que dans la paupière supérieure droite à 1 demi-centimètre en dedans de la commissure palpébrale interne. Il voit un peu de lumière à droite dans le champ du côté nasal. Un spécialiste diagnostiqua un décollement de rétine traumatique.

Juin 1915. — La papille, normale, présente une vaste excavation physiologique. On voit en dessus et en dedans d'elle une ligne nacrée de rupture choroïdienne, reliée en son milieu à la papille par une nouvelle déchirure en Y.

A la partie externe du champ ophtalmoscopique, quelques petits points pigmentaires; tout à fait en dedans, on voit des plaques blanches dont quelques-unes sont très allongées.

Dans la zone la plus interne, prohémine une lésion de couleur verdâtre qui doit être un décollement rétinien réappliqué ayant donné de la rétinite proliférante.

O. G. : aucune lésion visible. V. : 1/4.

OBSERVATION XLIV (consultation externe).

Blessure par balle. — Choc orbito-nasal. — O. G. V. : 1. O. D. V. : o.

R..., Pierre, 4e génie.

Blessé le 1er mai au bois d'Ailly par une balle tirée de 20 mètres environ, alors qu'il était à genoux, la tête penchée pour épauler le fusil. La balle traversa l'épaule droite, puis pénétra derrière la branche montante du maxillaire supérieur pour ressortir au niveau du plancher orbitaire droit, près de l'angle interne. L'œil droit n'a pas été touché; son aspect est normal; léger œdème palpébral.

Juin. — O. D. : examen du fond d'œil : papille un peu floue; déchirure choroïdienne en arc de cercle concentrique à la papille et située à 1 diamètre papillaire en dessous.

La région comprise entre cette déchirure et la papille a une teinte rougeâtre, tandis que, de l'autre côté de la scissure, l'hémorragie commence à se résorber, et donne lieu à des traînées de pigments.

b) Obus.

OBSERVATION XLV (D., 852, M., 2).

Blessure profonde par éclat d'obus de la région temporo-malaire gauche. — Déchirure choroïdienne et hémorragie. — O. D. V. : normal. — O. G. V. : Q. (Fig. 15.)

C..., Martin-Victor, 178e d'infanterie, trente ans.

Blessé à Mesnil-les-Hurlus le 16 mars 1915.

Un obus éclata non loin de lui, la flamme lui lécha le

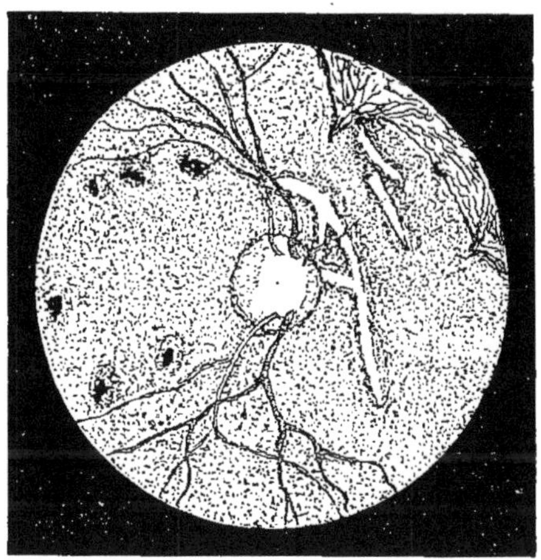

Fig. 14.

Observation XLIII.

O. D. Ruptures choroïdiennes multiples. — Prolifération conjontive équatoriale. — Piqueté hémorragique.

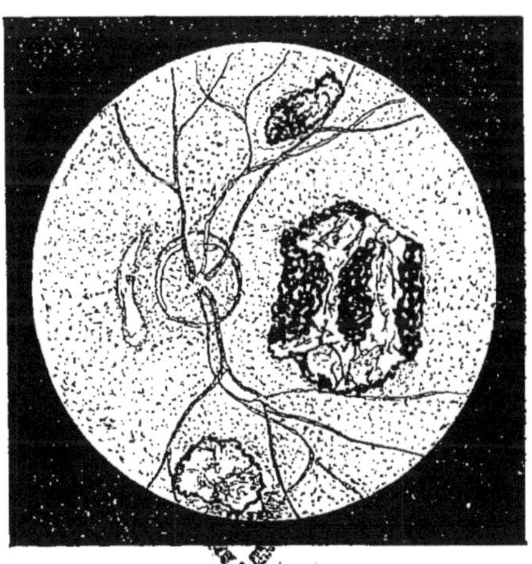

Fig. 15.

Observation XLV.

O. G. Rupture choroïdienne en arc de cercle. — Grosses lésions maculaires de choroïdite atrophique.

visage et un éclat assez volumineux l'atteignit à la joue gauche, lui faisant une blessure très profonde. Il tomba et, ayant essuyé le sang qui l'aveuglait, il se rendit compte qu'il ne voyait pas de l'œil gauche ; depuis, il n'aperçoit de ce côté qu'un brouillard grisâtre avec quelques taches claires.

A Valmy, sérum antitétanique.

A Mesnil, extraction de l'éclat demeuré dans la plaie.

24 mars. — A l'entrée, vaste plaie verticale tangente à l'angle externe de l'œil gauche mesurant environ 5 centimètres de haut sur 2 centimètres de profondeur ; plaie anfractueuse avec des muscles pâles et comme cisaillés qui en forment les parois.

L'exploration au stylet décèle une fracture de l'apophyse et de l'os malaire ; l'articulation temporo-maxillaire n'est pas intéressée.

Le stylet s'engage dans un pertuis qui conduit au sinus maxillaire supérieur ouvert.

Gêne légère des mouvements de mastication. Les paupières sont tuméfiées avec une légère ecchymose. L'œil est indemne : O. G. : Q.

Au fond : en dedans de la papille, rupture choroïdienne concentrique ; au niveau de la région maculaire, plaque grisâtre avec pigments.

Dans la région équatoriale inférieure existe une hémorragie rouge, de même dans la région équatoriale supérieure, où elle est moins volumineuse.

9 avril. — Grosse amélioration de la plaie, poussée de rhumatisme à la main droite.

Examen ophtalmoscopique : même état.

28 juin. — Plaie cicatrisée, sauf un petit point suintant.

O. G. : papille un peu pâle ; en dedans, rupture choroïdienne concentrique ; en dehors, dans la région maculaire, trois plaques noirâtres appliquées sur une région grise de choroïdite atrophique.

Dans la région équatoriale supérieure, nouvelle petite plaque de choroïdite atrophique.

Quelques grains de pigments autour de la papille, surtout en dehors.

Plus aucune trace d'hémorragie rouge.

Observation XLVI (consultation externe).

Blessure par éclat d'obus entré au niveau de la paupière inférieure. — Rupture choroïdienne au-dessous de la papille. — Reliquat d'hémorragie équatoriale. — O. G. V. : normal. — O. D. V. : Q.

L..., Antonin, 6e colonial, trente-trois ans.

Blessé le 9 octobre 1914 près de Toul.

Un éclat d'obus pénétra au niveau de la paupière inférieure droite et sortit dans la bouche, le solat étant à ce moment couché dans la tranchée ; il perdit connaissance, assommé par une motte de terre.

Avril 1915 : O. G. : accuse 1/3. — O. D. V. : Q.

Examen du fond : on voit, au-dessous de la papille, une rupture choroïdienne en demi-cercle et, dans la région équatoriale, quelques stries noirâtres se détachant sur un fond gris d'atrophie choroïdienne.

Observation XLVII (D., 223).

Blessure par éclat de balle de la région sourcilière droite. — Rupture choroïdienne en Y. — *Amas pigmentaires de la portion nasale du champ. — Rétinite proliférante équatoriale. —* O. G. V. : normal. — O. D. V. : Q. (Fig. 16.)

C..., François, 147e d'infanterie.

Blessé le 17 décembre 1914.

Une balle éclata. Un éclat l'atteignit au niveau de la queue du sourcil droit : il perdit la vue pendant quelques instants et l'œil gauche reprit son acuité normale.

Lors de sa première hospitalisation, on enleva un morceau

de chemise de balle, repéré auparavent par la radiographie. L'éclat ne touchait pas le globe.

O. G. : normal. — O. D. : aspect normal.

O. D. : le blessé aperçoit bouger les doigts en dehors et en bas, mais ne voit plus rien dans la partie nasale du champ visuel, rien à la partie supérieure.

Les lésions du fond d'œil correspondent entièrement à ces constatations.

En dedans de la papille, on voit la cicatrice d'une rupture choroïdienne formant un Y penché, ouvert en haut. En dehors, existe toute une zone dans laquelle le tissu noble est détruit, zone limitée en dedans par un rebord net formant un angle obtus très ouvert, dont le sommet atteint le milieu de la papille.

Les autres bords sont plus indécis.

A ce niveau, on voit de gros pochons pigmentaires sur fond grisâtre.

Plus en dehors, une bande fibreuse s'avance en coin dans la région maculaire où elle se termine à angle aigu.

Les vaisseaux rétiniens qui passaient au-dessus des pochons pigmentaires disparaissent sous ces tractus fibreux proliférants qui forment une saillie notable de quelques millimètres, comme on le constate à l'image droite.

Il ne s'agit donc pas d'un décollement rétinien, comme on pourrait le croire tout d'abord, mais d'une plaque fibreuse cicatricielle de rétinite proliférante.

Observation XLVIII (consultation externe).

Blessure par éclat de balle de la paupière inférieure. — Rupture choroïdienne. — Reliquat d'hémorragie. — O. G. V. : 1. — O. D. V. : Q.

T..., Noël, 28e chasseurs.

Blessé le 31 décembre 1914, à la Tête-de-Faulx.

Un éclat de balle pénétra sous l'œil droit, près du bord libre de la paupière inférieure.

Mars. — En dessous et en dedans de la papille, deux ruptures choroïdiennes concentriques à concavité supéro-externe.

Toute la portion rétinienne inférieure et interne est parsemée de traînées pigmentaires, tandis que la région maculaire est indemne.

En avril, mêmes constatations.

Observation XLIX (D., 386).

Blessure par éclat de bouteille au niveau de l'angle interne de l'œil droit. — Déchirure choroïdienne. — Exsudats et pigments. — Région maculaire intacte. — O. D. V. : 1/6.

F..., Albert, 56e d'infanterie.

Blessé au bois d'Ailly le 9 janvier 1915.

25 mai 1915. — Petite cicatrice au niveau de l'angle interne de l'œil droit consécutive à une blessure faite par un éclat de bouteille.

Réflexes normaux.

O. G. V. : 1.

O. D. V. : 1/6.

La région maculaire est absolument intacte, ce qui explique l'acuité relativement bonne, étant donné les lésions que nous allons décrire.

En dedans de la papille, et commençant à son niveau, on voit une large cicatrice blanche de rupture choroïdienne, entourée d'une couche pigmentaire ; elle est oblique en haut et en dehors. Plus en dedans, existe une lésion de couleur grise, surélevée, recouvrant les vaisseaux et formant deux coins arrondis.

Il s'agit sans doute d'un exsudat fibreux, c'est-à-dire d'une néoproduction conjonctive ; c'est encore de la rétinite proliférante.

Enfin, en bas et en dedans du champ ophtalmoscopique,

Planche IX.

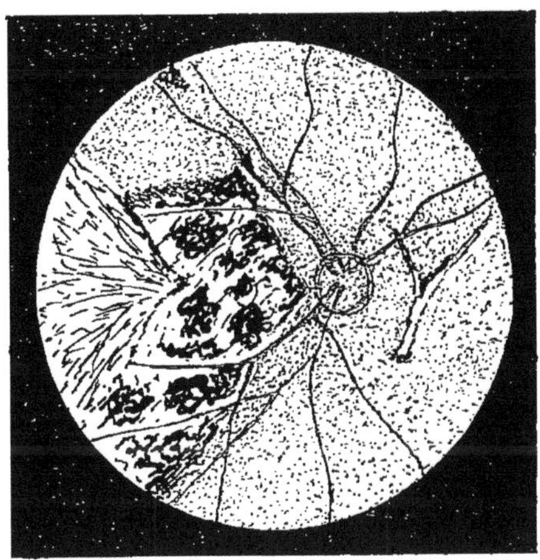

Fig. 16.

Observation XLVII.

O. D. Rupture choroïdienne en Y. — Choroïdite atrophique et exsudat en pointe.

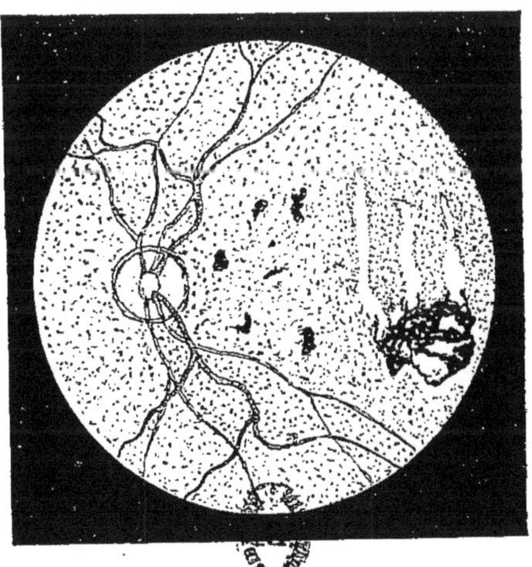

Fig. 17.

Observation LI.

O. G. Triple rupture choroïdienne.

on aperçoit une fine poussière noirâtre, reliquat de petites hémorragies choroïdiennes.

OBSERVATION L (consultation externe).

Blessure par éclats métalliques de la région sous-orbitaire gauche; pas d'éclat intraoculaire. — Rupture choroïdienne. — Choroïdite atrophique. — Reliquat d'hémorragie. — O. D. V. : 1. — O. G. V. : 1/40.

L..., Etienne, 100e d'infanterie, vingt-cinq ans.

Blessé au bois d'Ailly le 24 avril 1915.

Un projectile, bombe ou boîte à mitraille, éclata à 10 mètres de lui ; il fut atteint dans la région du maxillaire supérieur, près de l'angle naso-génien.

Œil rouge au début.

Début de juin.—Examen: O. G. : la papille est normale. En dessous d'elle, à un diamètre papillaire environ, siège une rupture choroïdienne, laissant voir la sclérotique blanche, pigmentée sur les bords et que traversent comme un pont les vaisseaux rétiniens inférieurs.

Petite hémorragie rétinienne sur le trajet d'une artère inférieure.

En bas, dans la région équatoriale, se voit une plaque grisâtre, encadrée de noir, cicatrice atrophique d'hémorragie par rupture des capillaires de la choroïde.

La macula est très visible, rougeâtre; mais il s'agit sûrement d'un état physiologique.

OBSERVATION LI (H.-D., 290, M., 51).

Blessure par crapouillot de l'angle externe de l'œil gauche. — Reliquat d'hémorragie de la région maculaire. — Rupture choroïdienne concentrique équatoriale. — O. D. V. : 1. — O. G. V. : Q. (Fig. 17.)

B..., Jean, 167e d'infanterie.

Blessé au Bois-le-Prêtre le 16 juin 1915.

Atteint par un éclat de crapouillot à la commissure palpébrale externe gauche.

L'œil est d'apparence normale ; petite cicatrice à la porte d'entrée de la blessure ; il n'aperçoit que la lumière.

19 juin. — Examen : papille normale, quelques points noirâtres clairsemés dans toute la région maculaire, périmaculaire et interpapillo-maculaire.

Dans la région équatoriale externe, faisant suite à ces points, se voient trois lignes blanches, concentriques, reliées à leurs bases par des pochons noirs et révélant une triple rupture choroïdienne.

Observation LII (D., 694).

Blessure par éclat d'obus périoculaire à gauche. — Rupture choroïdienne périmaculaire. — Reliquat d'hémorragie. — O. D. V. : normal. — O. G. V. : 1/50. (Fig. 18.)

Q..., Auguste, 5e chasseurs.

Blessé le 20 janvier 1915.

Un 150 percutant l'aspergea de multiples éclats qui pénétrèrent peu profondément au niveau de la face et tout autour de l'œil gauche. On les enleva tous, au dire du malade.

Avril. — Examen : cicatrices multiples, en particulier au voisinage de l''œil gauche.

O. G. V. : 1/10.

Peu de lésions, mais situées tout près de la macula. Partant de ce niveau, pour se diriger droit en bas, une traînée pigmentaire va s'étaler aux deux extrémités, reliquat très probable de déchirures choroïdiennes. A gauche et en dedans, deux petits pochons noirs.

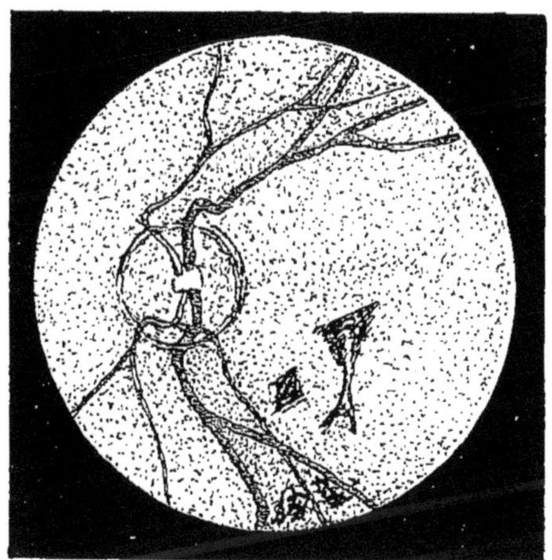

Fig. 18.

Observation LII.

O. G. Rupture choroïdienne avec hémorragies anciennes.

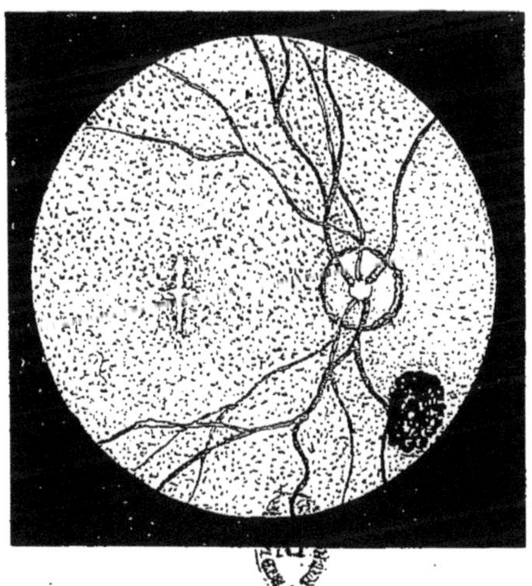

Fig. 19.

Observation LIII.

O. D. Rupture choroïdienne en croix de la région maculaire. — Ancienne hémorragie équatoriale.

Observation LIII (consultation externe).

Blessure par éclat d'obus de la région sourcilière. — Lésion maculaire (rupture choroïdienne). — Petite hémorragie équatoriale. — O.G. V. : 2/3. — O.D. V. : Q. (Fig. 19).

F..., Claude, 359e d'infanterie.

Blessé à Thann le 19 janvier 1915.

Deux éclats d'un obus de 105 pénétrèrent l'un à 2 centimètres en avant de l'attache supérieure de l'oreille gauche, provoquant une section musculaire du temporal (trismus consécutif) ; l'autre au niveau de la crête orbitaire supéro-externe.

Quelques jours après la blessure, au lever du pansement, il constata une baisse considérable de la vision.

1er mai. — On voit au niveau de la région maculaire, une lésion en forme de croix blanchâtre, rupture choroïdienne perpendiculaire avec deux encoches horizontales; de l'autre côté de la papille, dans la région équatoriale inféro-interne, existe un petit amas pigmentaire noirâtre ressemblant à une mûre.

30 mai. — La croix s'est pigmentée; l'autre lésion est restée semblable.

C. — OBSERVATIONS ANTÉRIEURES

Observation LIV (D., 1230).

O. G. : rupture choroïdienne. — Grosses lésions du fond.
O. G. V. : o.

H..., Heinrich, 2e classe, 80e régiment, 1er bataillon.

Blessé le 15 mai 1915 au Bois-le-Prêtre, par un éclat d'obus.

Observation LV (D., 1280).

Rupture choroïdienne péripapillaire traumatique. Chorio-rétinite cicaticielle. — O. D. V. : 1/2. — O. G. V. : Q.

B..., Jules, 11ᵉ chasseurs.

Observation LVI (D., 1231).

Balle entrée dans la région préauriculaire droite, sortie dans la région malaire gauche. — O. G. : *rupture choroïdienne.* — *Hémorragie du fond.* — O. G. V. : *compte les doigts.*

F..., Christian, 2ᵉ classe, chasseurs, 80ᵉ brigade, 1ᵉʳ bataillon.

Observation LVII

Déchirures choroïdiennes. — *Hémorragie maculaire.* O. D. : 1/30. *Papille pâle.*

F..., 5ᵉ colonial.

Blessé le 5 octobre.

IV. — HÉMORRAGIES ET LÉSIONS CONSÉCUTIVES

α. *MACULAIRES ET PÉRIMACULAIRES*

A. — TYPE PUR

a) — Balle.

Observation LVIII (consultation externe).

Balle ayant traversé la face. — *Choc malaire.* — *Petite lésion maculaire de l'œil gauche.* — O. D. V. : 1. — O. G. V. : 0. (Fig. 20.)

G..., Marcel, 106ᵉ d'infanterie, vingt et un ans.

Blessé aux Eparges le 19 février 1915. Il fut pris sous le feu

Planche XI.

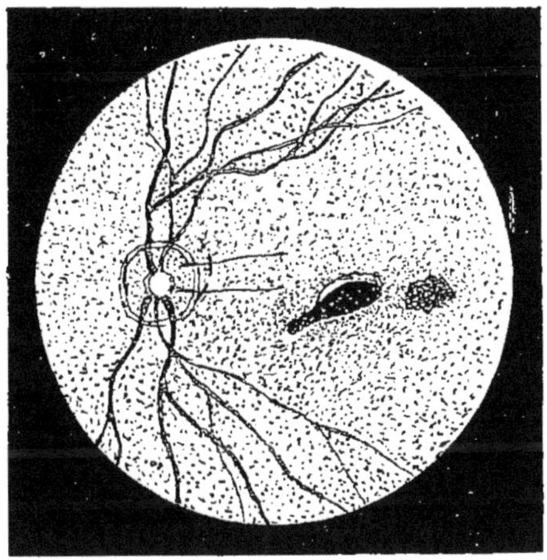

Fig. 20.

Observation LVIII.

O. G. Hémorragies maculaire et paramaculaire à divers stades.

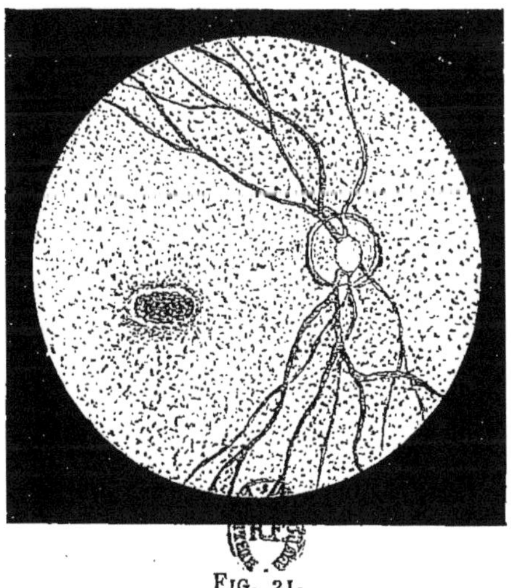

Fig. 21.

Observation LIX.

O. D. Hémorragie maculaire.

d'une mitrailleuse placée à gauche de la troupe : une balle entra en avant du tragus gauche et ressortit au niveau du lobe inférieur de l'oreille droite.

Il dit avoir eu des troubles visuels des deux côtés, puis l'œil droit redevint normal.

Avril. — Examen : nystagmus léger, réflexes normaux.

Au niveau de la macula, on voit un placard noir coiffé en haut d'une lunule blanchâtre. Un peu en dehors de cette lésion existe une nappe hémorragique rouge, de la grosseur de la papille environ. Ces petites lésions, du fait de leur topographie, donnent lieu à une abolition complète de la vision.

Observation LIX (D., 1.079).

Blessure par balle. — Choc orbito-nasal. — Hémorragie maculaire de l'œil droit. — O. D. V. : Q. — O. G. V. : nul. (Fig. 21.)

B..., 349e d'infanterie.

Blessé à la Chapelotte le 2 mars 1915.

En levant la tête au-dessus de la tranchée, il fut atteint à la face par une balle tirée d'environ 50 mètres, elle entra au niveau de la région lacrymale gauche, perfora le rebord orbitaire gauche inféro-interne et ressortit un peu en avant du tragus de l'oreille droite ; il y aurait eu baisse progressive de la vision au dire du malade.

Juin. — O. D. V. : Q.

A l'examen, on ne voit de prime abord aucune grosse lésion, mais, en explorant méthodiquement toutes les régions du champ rétinien, on remarque une teinte rougeâtre de la macula. A l'image droite, on constate qu'il s'agit d'une hémorragie maculaire et non pas d'un aspect anormal d'une macula saine. Cette tâche rouge sombre, en effet, est entourée d'une couronne grise, légèrement pigmentée, ce qui semble indiquer un début de résorption de l'hémorragie.

Observation LX (consultation externe).

Blessure par balle entrée au niveau du maxillaire supérieur. — Hémorragie maculaire de l'œil droit par contre-coup. — O. D. V. : 1/10, scotome central.

B..., Jean, trente-cinq ans, 10e d'infanterie.

Blessé à Apremont le 28 janvier 1915.

Une balle entra au niveau du maxillaire supérieur droit et sortit derrière l'angle du maxillaire inférieur, puis traversa l'épaule.

Juin 1915. — O. G. V. : normal. — O. D. V. : scotome central.

Sur les côtés, en bas surtout, la vision est relativement conservée. V. : 1/10.

Le malade accuse de la métamorphopsie.

Paralysie faciale.

Papille normale.

Hémorragie maculaire, limitée exactement à la macula et entourée d'une mince zone grisâtre.

Observation LXI (consultation externe).

Blessure par balle. — Fracture du rebord orbitaire inférieur droit. — Lésion périmaculaire. — O. G. V. : normal. — O. D. V. : Q.

W..., Arthur, vingt-cinq ans, 273e d'infanterie.

Blessé près de Vervins le 29 août 1914.

Fait prisonnier en Allemagne, rapatrié le 9 mars 1915. Fut atteint à la face par une balle qui pénétra en dessous du malaire gauche, fractura le rebord orbitaire inférieur droit pour ressortir au niveau de la région temporale du même côté.

Mars. — O. G. : normal. — O. D. : la papille est pâle. Tout près de la macula, on voit une couronne pigmentaire encerclant une zone d'atrophie choroïdienne.

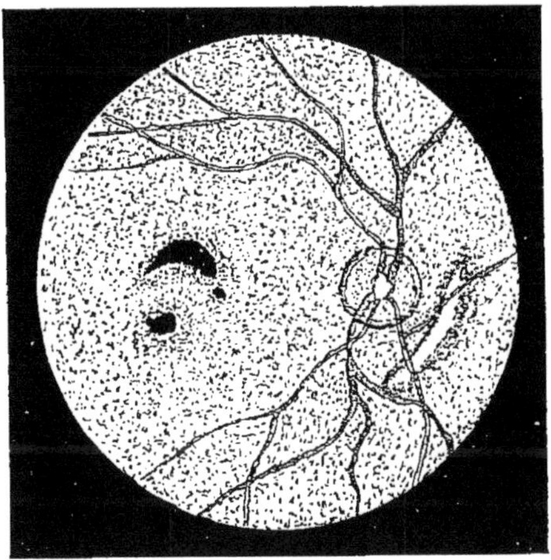

Fig. 22.

Observation LXIII.

O. D. Rupture choroïdienne. — Hémorragies maculaires anciennes.

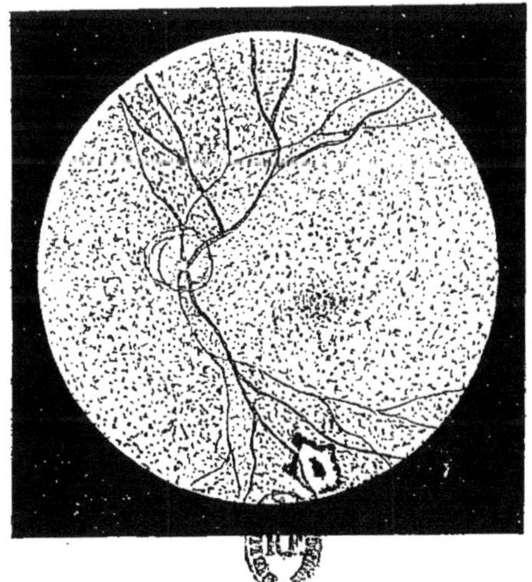

Fig. 23.

Observation LXVI.

O. G. Petite lésion équatoriale.

b) Eclats d'obus.

Observation LXII (M., 16).

Blessure par éclatement d'une fusée.—Eclats multiples de la face et de l'œil gauche. — O. D. : *petite tache pigmentaire maculaire.* — O. G. : énucléé. — O. D. V. : 1/4.

G..., Lucien, sergent de ville, 27e d'infanterie, vingt-sept ans.

Blessé à Marbotte le 12 décembre 1914.

Une fusée française éclata près de lui ; il reçut de nombreux éclats de métal et de pierres à la face et dans l'œil gauche.

Enucléé à l'Hôtel-Dieu le 16 décembre.

Après la blessure, il aurait constaté des troubles visuels de l'œil droit qui se dissipèrent en grande partie.

1er avril. — Actuellement, O. D. V. : 1/4.

Le malade signale un point noir fixe vers 1 heure. Ce point, dit-il, a diminué de volume progressivement.

A l'ophtalmoscope, on note quelques minimes taches pigmentaires localisées à la région périmaculaire.

Juin. — O. D. V. : 1/3, faible.

B. — TYPE ASSOCIÉ

Observation LXIII (consultation externe).

Blessure par balle sortie au niveau de la région lacrymale droite. — Rupture choroïdienne. — Croissants pigmentaires périmaculaires. — O. D. V. : Q. — O. G. V. : normal. (Fig. 22.)

F..., Francisque, vingt-sept ans, 99e d'infanterie.

Blessé à Gerbéviller le 30 août 1914.

Alors qu'il se baissait pour ramasser son sac, il reçut une balle qui pénétra entre les deux épaules, traversa le cou, perfora le palais et sortit près de l'angle interne de l'œil droit, à la région lacrymale.

La blessure évolua sans complications.

La réaction oculaire a complètement disparu.

Mai. — A l'examen : fracture du rebord orbitaire inférieur.

Au fond : on voit une déchirure choroïdienne curviligne, en dedans de la papille.

Au niveau de la région maculaire, existe une petite lunule noire et, en dessous d'elle, deux petites taches pigmentaires, de moindre volume.

Observation LXIV (consultation externe).

Blessure par éclat d'obus au niveau de l'angle interne de l'œil droit. — Reliquat d'hémorragie équatoriale. — Lésion maculaire. — Choroïdite atrophique. — O. G. V. : 1. — O. D. V. : 1/100.

L..., Maurice, seize ans, 1er étrangers.

Blessé dans la Marne le 1er février 1915 par un éclat d'obus qui l'a frappé au niveau de l'angle interne de l'œil droit.

La blessure guérit rapidement, ainsi que toute réaction conjonctivale.

25 mai. — Examen : chorio-rétinite atrophique de la région équatoriale inférieure ; au niveau de la macula, couronne pigmentaire circonscrivant une zone atrophique.

Observation LXV (consultation externe).

Blessure par éclat d'obus de la région sourcilière droite. — Lésion maculaire et périmaculaire. — Reliquat d'hémorragie. — Choroïdite atrophique. — O. D. V. : 1. — O. G. V. : 0.

B..., François, trente-six ans, 6e colonial.

Blessé dans la Meuse le 10 octobre 1914 par un éclat

d'obus qui pénétra au niveau de l'arcade sourcilière droite, près de la queue du sourcil.

La réaction oculaire fut si intense qu'on pensa faire une énucléation.

Le blessé dit avoir eu un phlegmon de l'orbite droite, puis l'inflammation disparut ; la vision, quantitative au début, est devenue nulle.

Œil d'aspect normal, réflexe conservé.

O. D. : la papille est un peu flou.

Dans la région équatoriale et interne, on constate des lésions confluentes de choroïdite atrophique ; une traînée fibreuse se tend jusqu'à la macula.

A ce niveau, existe une lésion de forme ovale dessinant la région maculaire ayant l'aspect d'une couronne grise, avec, au centre, un amas de pigments.

β. *HÉMORRAGIES ET LÉSIONS CONSÉCUTIVES ÉQUATORIALES*

Observation LXVI (consultation externe).

Balle tangentielle. — Choc malaire. — Petites lésions équatoriales inférieures. — O. D. V. : 1/10. (Fig. 23).

Capitaine V..., 75ᵉ d'infanterie.

Blessé dans la Somme le 31 octobre 1914.

Une balle l'atteignit à la face, touchant successivement le front, la joue droite, le nez, la lèvre supérieure.

5 janvier 1915. — Examen par le Dr Dianous.

O. D. V. : 1/10.

Commotion rétinienne, avec scotome central incomplet et métamorphopsie.

15 février. — Nous constatons la même vision.

Papille et macula normales.

A la région équatoriale inférieure, petite plaque grise de

choroïdite atrophique, avec quelques points pigmentés au centre.

Observation LXVII (D., 958, M., 103).

Blessure par balle. — Choc malaire. — Hémorragie équatoriale régressive de l'œil gauche. — O. D. V. : 1/6. — O. G. V. : 1/4.

R..., Joseph, 2ᵉ zouaves, vingt-six ans.

Blessé à Nieuport le 28 janvier 1915.

Un balle cassa son fusil et le blessa, traversant la base du crâne.

Orifice d'entrée dans l'oreille droite.

Orifice de sortie dans la région zygomatique, à 2 centimètres de l'angle externe de l'œil gauche.

Vu aux Minimes le 26 avril.

Légère conjonctivite de l'œil gauche.

Au fond : hémorragies rétiniennes régressives tout à fait équatoriales.

Observation LXVIII (D., 1024).

Blessure par balle. — Choc malaire gauche. — Reliquat d'hémorragie. — Choroïdite atrophique. — Lésions équatoriales. — O. D. : manque. — O. G. V. : 1/20.

Sous-lieutenant N..., Pierre-Louis, trente-deux ans.

Blessé près d'Arras le 22 octobre 1914.

En observant les positions ennemies, il reçut à l'œil gauche une balle qui sortit au niveau du malaire droit.

O. G. fut énucléé le 25 décembre.

Les troubles de la vision de l'œil droit auraient été attribués à l'ophtalmie sympathique.

24 avril. — Examen : dans la région équatoriale inféro-externe, on voit une large plaque atrophique entourée d'une bande de pigment.

En bas de la rétine, quelques stries noires restent limitées à la périphérie.

OBSERVATION LXIX (consultation externe).

Blessure par balle. — Choc orbito-malaire. — Placards pigmentaires équatoriaux. — O. D. V. : 1/3. — O. G. V. : 1/4.

M..., 3e zouaves.

Blessé le 17 novembre à Ypres.

Une balle tirée à 200 mètres l'atteignit alors qu'il était aplati pour tirer.

Elle pénétra au niveau du plancher orbitaire droit, près de l'angle interne, pour sortir derrière la branche montante du maxillaire inférieur; elle fractura l'apophyse malaire et la paroi du sinus maxillaire.

Il existe une paralysie sensitivo-motrice de la moitié droite de la lèvre supérieure.

Bien que la rougeur de l'œil persistât longtemps, le soldat ne fut gêné dans son service que cinq mois après pour viser.

Mai. — Vision : 1/4.

On ne constate en effet, à l'ophtalmoscope, que des lésions tout à fait équatoriales, sous forme de pigments, reliquats d'hémorragie.

Tout le reste du champ rétinien est indemne.

OBSERVATION LXX (consultation externe).

Blessure par éclat d'obus de la paupière. — Petites lésions équatoriales. — O. G. V. : normal. — O. D. V. : 1/6. (Fig. 24.)

B..., Elie, 2e dragons.

Blessé à Ypres le 2 novembre 1914 par un éclat d'obus ayant pénétré sous la paupière inférieure droite.

Ce blessé constata une baisse notable de la vision qui s'est améliorée depuis.

Mars 1915. — Examen : O. D. V. : 1/6.

Papille et région maculaire normales.

Au niveau de la région équatoriale inférieure, on voit deux petites taches grises d'atrophie choroïdienne avec, au centre de l'une d'elles, quelques grains de pigments.

Mai. — O. D. V. : 1/4.

Les lésions tranchent moins nettement sur le reste du fond.

Observation LXXI (D., 660).

Blessure par éclat de balle au niveau de l'angle interne de l'œil droit. — Nappes hémorragiques de la région inférieure. — O. G. V. : 1, *fond flou.* — O. D. V. : 1/50.

F..., Albert, 173e d'infanterie.

Fut blessé le 11 février par un éclat de balle ayant frappé un bouclier métallique.

L'éclat pénétra au niveau de l'angle interne de l'œil, au-dessus de la paupière supérieure.

Le diagnostic posé quelque temps après la blessure porte : O. D. V. : 1/50.

Ecchymose palpébrale et conjonctivale. Vastes hémorragies tenant le vitré.

6 mars. — Fond flou, troubles du vitré.

Vastes nappes hémorragiques sur le trajet de l'artère inférieure.

Observation LXXII (consultation externe).

Blessures multiples de la face par éclat de bombe, en particulier de l'œil droit et de la région malaire gauche. — Petites lésions équatoriales. — O. D. : énucléé. — O. G. V. : 1/6. (Fig. 25.)

M..., Pierre, caporal au 210e d'infanterie, trente-quatre ans,

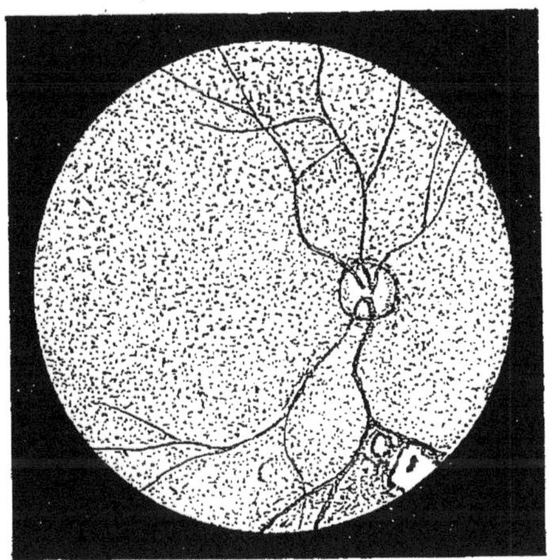

Fig. 24.

Observation LXX.

O. D. Petites lésions équatoriales.

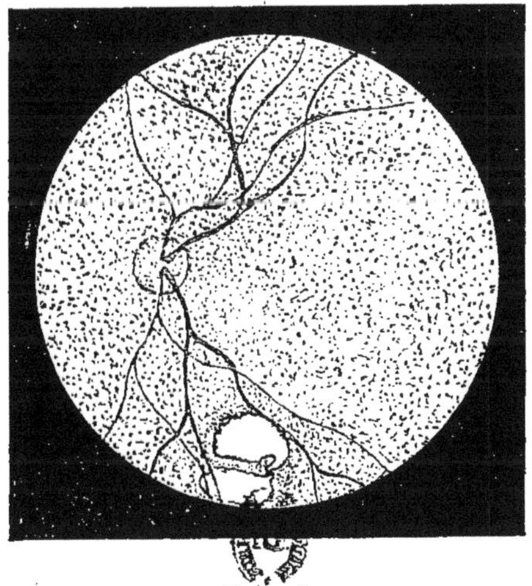

Fig. 25.

Observation LXII.

O. G. Plaque atrophique équatoriale.

Blessé dans la forêt d'Apremont le 2 décembre 1914. Une bombe éclata devant lui dans la tranchée, lui brisa une jambe qu'on dut amputer secondairement (professeur Tixier). Il reçut de nombreux éclats à la face; l'œil droit, perforé, fut énucléé.

Mars 1915. — A gauche : petit éclat de la région malaire. L'examen du fond montre, à la partie équatoriale inférieure, une petite plaque atrophique blanche et, en dessus, une autre plaque grisâtre de même nature.

Observation LXXIII (M., 27).

Plaies pénétrantes par éclat d'obus de la face et de la région périorbitaire droite externe. — Fracture du maxillaire supérieur, traces d'hémorragie équatoriale inféro-externe dans la région temporale inférieure. — O. D. V. : 1/100. — O. G. V. : normal.

B..., Henri, 50e d'infanterie, trente-cinq ans.

Blessé au bois Mortmare le 17 avril 1915.

Atteint près de l'angle externe de l'œil droit par des éclats d'obus qui lui firent une large plaie et une fracture du maxillaire supérieur. Depuis le moment de sa blessure jusqu'à l'examen actuel, il accuse une acuité visuelle très faible de l'œil droit (1/100), et seulement dans une partie restreinte du champ temporal ; il aurait aussi la sensation de brouillards floconneux, noirs; globe normal, cicatrice étoilée au niveau de la blessure.

Juin 1915. — Examen : les lésions semblent surtout équatoriales et inférieures, elles se présentent sous forme de traînées grisâtres semées de pigments; les régions maculaires et papillaires sont normales, fait peu en rapport avec la baisse considérable de vision qu'accuse le malade.

Observation LXXIV (D., 200).

Blessure par éclats d'obus. — Petites lésions équatoriales. — O. G. : plaie palpébrale. — O. G. V. : 1/8. — O. D. V. : normal.

L..., 169e d'infanterie, vingt-deux ans.

Blessé au Bois-le-Prêtre le 16 mai 1915.

Un obus éclatant sur le parapet de la tranchée, il reçut un éclat pénétrant sur la paupière supérieure gauche.

Il perdit la vue aussitôt, son œil fut longtemps rouge et ecchymotique.

Juin. — Etat actuel : aspect normal, O. G. V. : 1/8. — O. D. V. : normal.

A l'examen, au fond, on voit quelques corps flottants et, tout à fait en dehors du champ rétinien, de petites lésions équatoriales sous forme de stries grisâtres piquetées de points noirs.

Observation LXXV (consultation externe).

Plaie contuse de la main gauche. — Plaie à la paupière inférieure gauche. — O. D. V. : 1. — O. G. V. : 1/4.

M..., Victor, 167e d'infanterie, trente-six ans.

Blessé au Bois-le-Prêtre le 16 mai 1915 par éclat d'obus.

Plaie malaire; papille un peu pâle, lésion choroïdienne tout à fait en bas du champ rétinien.

γ. *HÉMORRAGIES ET LÉSIONS CONSÉCUTIVES DISSÉMINÉES*

A. — TYPE PUR

a) Balle.

OBSERVATION LXXVI (D., 605).

Blessure par balle. — Choc malaire. — Reliquat d'hémorragies disséminées. — O. G.V. : normal. — O. D. V. : 1/100.

Blessé le 15 janvier 1915 à la Fontenelle (Vosges). Une balle frappa la région malaire très violemment et fractura l'os; on enleva de nombreuses esquilles. Le malade ne peut ouvrir la bouche facilement, ni relever la paupière.

O. G. : normal. — O. D. : 1/100.

16 mars. — Fond d'œil flou, quelques taches pigmentaires, reliquat d'hémorragie.

Le mécanisme de la blessure par contre-coup est ici très net, il s'agit d'une lésion par choc malaire ayant donné un ébranlement violent dans tout l'orbite.

b) Obus.

OBSERVATION LXXVII (consultation externe).

Blessure par balle. — Choc malaire. — Hémorragie chorio-rétinienne à divers stades. — Macula rougeâtre. — Choroïdite atrophique. — O. G. V. : Q. — O. D. V. : normal.

R..., Pierre, blessé le 20 décembre 1914 à Béthincourt (Meuse).

Balle entrée par l'oreille gauche, sortie sous l'œil gauche au niveau de la paroi orbito-malaire.

Réflexes oculaires normaux.

Aurait eu des complications septiques.

Vision légèrement conservée en dehors ; voit bouger la main.

Perte des mouvements du globe en haut et en dedans.

Mai. — Examen ophtalmoscopique. O. G. : plaque irrégulière d'atrophie choroïdienne, en dedans de la papille. Il existe sur le trajet des vaisseaux rétiniens de nombreuses hémorragies, les unes encore rouges, d'autres régressives. La macula est rougeâtre, mais peut-être s'agit-il d'un aspect physiologique.

Observation LXXVIII (D., 656, M. 1).

Blessure par éclat d'obus de la face, en particulier de l'angle interne de l'œil gauche. — Hémorragie rétino-choroïdienne. — Résorption. — Amas pigmentaires consécutifs. — O. D. V. : normal. — O. G. V. : Q. (Fig. 26 et fig. 27).

O..., Paul, 163e d'infanterie.

Blessé accidentellement le 21 février 1915 aux Eparges (Meuse) par de multiples et petits éclats d'un obus percutant de 75 ; il eut de nombreuses blessures de la face, mais peu profondes. L'un des éclats pénétra au niveau de l'angle interne de l'œil gauche, 1 demi-centimètre en dessous de la commissure palpébrale. Il a dû se loger dans l'orbite ; il y aurait eu une réaction conjonctivale vive à gauche ; deux jours après la blessure, au lever du pansement, le blessé constata une cécité presque complète.

3 mars. — Examen douze jours après la blessure. O. D. : normal. — O. G. : perçoit à peine la grande lumière. Apparence normale, réflexe conservé.

Le fond apparaît un peu flou, à cause d'un léger trouble des milieux. Cependant, on distingue de vastes nappes rouge sombre, diffuses, et situées, pour la plupart, entre les vaisseaux rétiniens ; si ces derniers les traversent, ils passent en dessus ; il s'agit donc d'hémorragie choroïdienne, ce que

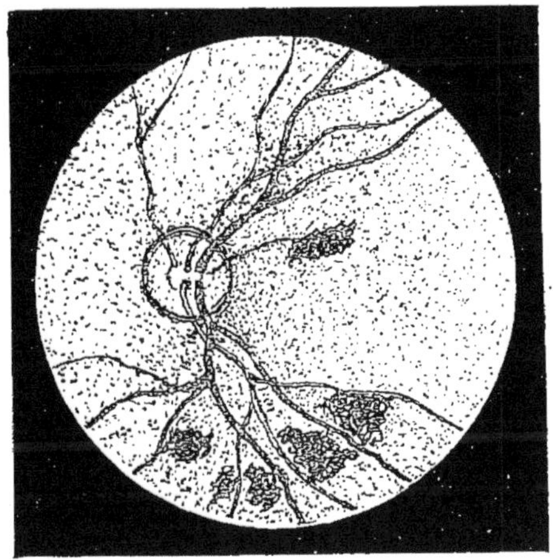

Fig. 26.

Observation LXXVIII.

O. G. Hémorragies chorio-rétiniennes récentes.

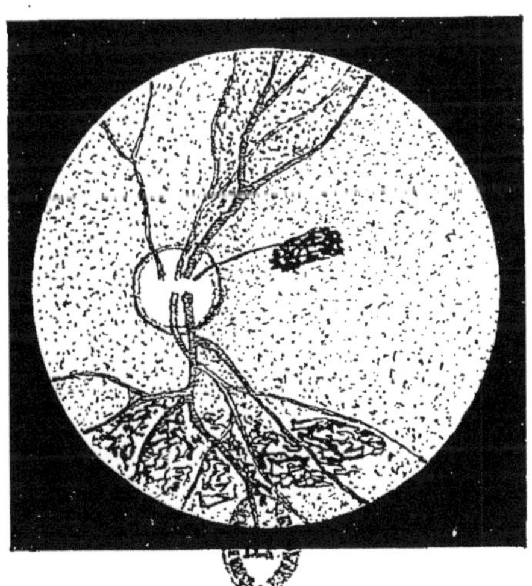

Fig. 27.

Même Observation

O. G. Evolution vers la chorio-rétinite atrophique.

l'on peut appeler : *rupture capillaire de la choroïde.* Les hémorragies prédominent en bas : l'une de ces nappes occupe la région maculaire dont elle dessine les contours ; il est difficile de dire si le vaisseau maculaire direct qui l'aborde passe au-dessus, ou si plutôt ce n'est pas lui qui aurait donné lieu à cette hémorragie.

24 mars. — Hémorragie rouge entre les vaisseaux rétiniens, moins abondante qu'au début. Pas de traces de pigmentations pathologiques.

19 avril. — On ne trouve plus de traces d'hémorragies sous forme de nappes injectées. A leur place, on voit des pochons de pigments séparés par des zones blanchâtres, le tout assez diffus et occupant presque toute la partie équatoriale de la base du champ ophtalmoscopique. Au niveau de la macula, on voit une couronne de grains de pigments circonscrivant un ovale grisâtre.

Les hémorragies choroïdiennes ont donc donné lieu à des zones de choroïdite atrophique, avec gros pochons pigmentaires; ces lésions sont plus étendues que les hémorragies, ce qui indique que, même les portions de la rétine ayant paru indemnes entre les taches rougeâtres devaient présenter des lésions histologiques invisibles à l'œil nu, mais susceptibles par leur évolution de donner lieu à la choroïdite atrophique.

La grosse lésion maculaire explique suffisamment la baisse de la vision, malgré l'intégrité d'une grande portion de la rétine.

Observation LXXIX (D., 257, M., 262).

Blessures de la face par éclats d'obus et de pierres. — Petite hémorragie péripapillaire de l'œil gauche. — O. D. V. : 1/20. — O. G. V. : 1/4.

A..., René, 169e d'infanterie, vingt-sept ans.

Blessé au Bois-le-Prêtre le 16 mai 1915. Il fut atteint à la face par des éclats d'obus et de pierres.

Emmené à Toul, il eut un œdème très marqué des paupières; on lui enleva deux petits éclats dans le cul-de-sac conjonctival de l'œil gauche.

Au quatrième jour, le blessé s'aperçut d'une diminution de la vision de l'œil droit et de la présence d'un scotome mobile avec les mouvements de l'œil.

A l'examen du début de juin, on constate quelques petites cicatrices autour des yeux, les globes oculaires sont d'apparence normale, mêmes sensations subjectives.

O. D. V. : 1/20. — O. G. V. : 1/4.

Examen ophtalmoscopique :

O. G. : très léger piqueté péripapillaire.

O. D. : on ne voit pas de lésion. Peut-être s'agit-il d'une commotion rétinienne.

Observation LXXX (D., 720, M., 10).

Blessure par éclat de balle à la paupière supérieure droite. — Vastes hémorragies choroïdiennes inférieures, évoluant vers la choroïdite atrophique avec amas pigmentaires. — O. D. V. : Q. — O. G. V. : normal.

P..., Elie, 13e alpins, vingt ans.

Blessé le 5 mars 1915 près Thann (Alsace).

Lors d'une attaque, étant à 20 mètres de l'ennemi, il fut blessé à la paupière supérieure droite, sans doute par un éclat de balle, car à ce moment on ne se servait de part et d'autre que du fusil.

La vision nulle au début s'est légèrement améliorée : le blessé perçoit la lumière.

Examen : O. G. : léger œdème sourcilier et palpébral. Papille normale.

En dessous d'elle, à peu de distance, s'étale une nappe hémorragique diffuse, sous-jacente aux vaisseaux rétiniens et délimitée, en haut seulement, par une ligne courbe concentrique à la papille; il existe aussi quelques hémorragies équatoriales, tout à fait en haut.

Avril — Il ne reste, des hémorragies choroïdiennes, que quelques taches rouge sombre, se détachant sur un fond gris d'atrophie choroïdienne.

Légère amélioration de la vision qui ne peut pas être représentée encore par des chiffres.

B. — OBSERVATIONS ANTÉRIEURES

Observation LXXXI (D., 262).

Blessure par balle entrée près de l'œil gauche. — Plaie naso-malaire. — Hémorragie chorio-rétinienne. — O. D. V. : 2/3. — O. G. V. : Q.

R..., Jean-Louis, 222e d'infanterie.

Observation LXXXII

Blessure temporo-frontale par bombe. — Hémorragie rétinienne traumatique. — Corps flottants. — O. D. V. : 1/8. — O. G. V. : normal.

G..., Auguste, caporal au 147e d'infanterie.

Blessé en Argonne par éclat de bombe, pas de plaie oculaire.

Observation LXXXIII

Blessure par balle entrée au niveau de la queue du sourcil droit, sortie au niveau de l'angle interne de l'œil gauche. — O. G. : hémorragie rétinienne en bas. — O. G. V. : 1/40. — O. D. V. : 2/3.

G..., Jean, 210e d'infanterie.

Observation LXXXIV

Blessure par balle entrée au niveau de l'angle interne de l'œil gauche et sortie derrière l'oreille droite. — O. D. :.

exophtalmie, chémosis, œdème cornéen. — O. G. : large hémorragie rétinienne. — O. D. V. : o. — O. G. V. : compte les doigts.

S..., Jean.

Observation LXXXV

Eclat de bombe à la jambe gauche et à la tête. — O. D. : plaie pénétrante. — O. D. V. : o. — *Leucome adhérent, atrésie pupillaire. — O. G. : hémorragies rétiniennes régressives. — Chorio-rétinite traumatique.*

J... Paul, 95ᵉ d'infanterie.
Blessé le 7 mars 1915 au Bois-Brûlé.

Observation LXXXVI

Chorio-rétinite pigmentaire. — O. G. V. : 1/6. — O. D. V. : 1.

B..., Jean, caporal au 34ᵉ d'infanterie.
Blessé par éclat d'obus à l'œil gauche.

Observation LXXXVII

Eclat de pierre projetée par balle. — O. G. : contusionné. — O. D. : plaie palpébrale supérieure. — O. G. : Hémorragie rétinienne. — O. G. V. : o. — O. D. V. : 1.

D..., Louis, 12ᵉ chasseurs.

Observation LXXXVIII

1er examen : troubles du vitré; fond invisible. — 2e examen : hémorragie choroïdienne. — O. D. V. : Q. — O. G. V. : normal.

S... Adam, 5ᵉ bayern landvehr infanterie.
Blessé le 3 avril en forêt Parroy.

Observation LXXXIX

Ectropion de la paupière inférieure droite.
Hémorragie rétinienne. — O. D. V. : 1/20.

J..., sergent-major, 10e chasseurs.
Blessé le 20 septembre 1914.

Observation XC

Plaques noires et blanches périphériques.
Reliquat d'hémorragie rétinienne.

R..., 2e zouaves.
Blessé en septembre 1914. Contusion de l'œil droit.

Observation XCI

Eclat d'obus dans l'œil droit.
Hémorragie rétinienne. — O. D. V. : 1/8.

P..., blessé le 20 août 1914.

Observation XCII

Traumatisme de la queue du sourcil. — Extraction d'un éclat d'obus. — Hémorragie rétinienne. — Papille normale.

B..., blessé le 29 août 1914.

Observation XCIII

Corps flottants du vitré. — Hémorragie ancienne.

B..., 163e d'infanterie.
Blessé le 29 septembre 1914, à la tempe, par shrapnell.

Observation XCIV

Blessure de la face par balle. — Fracture du malaire. — O. G. V. : 0, hémorragie du vitré. — O. D. V. : 1/20, hémorragie rétinienne.

B..., Jules, caporal au 28e chasseurs alpins, vingt ans.

Blessé à la Tête-à-Vache.

La balle pénétra au niveau de l'os malaire droit qu'elle fractura, puis sortit au niveau de la région zygomatique droite et provoqua une disjonction du malaire et du frontal.

O. G. V. : 0. Hémorragie du vitré.

O. D. V. : 1/20. On note : hémorragie rétinienne ; œdème maculaire (?)

Observation XCV

Blessures de le face par balle. — Paralysie faciale du côté droit. — Déchirure de la rétine. — Hémorragies rétiniennes. — O. D. V. : Q. — O. G. V. : 2/3.

P... Jean, 2e classe, 314e d'infanterie.

Blessé par balle à Champenoux.

La balle lui aurait traversé la face et provoqué une paralysie faciale du côté droit.

O. G. V. : 2/3.

O. D. V. : Q Déchirure de la rétine, hémorragie de la rétine.

Observation XCVI

Blessure ancienne (il y a trois ans) par coup de feu, de l'orbite droite. — Troubles oculaires consécutifs. — Syphilis il y a deux ans. — Choroïdite très probablement traumatique. — O. D. V. : 1/50. — O. G. V. : normal.

G... Charles, vingt-neuf ans, 9e génie.

Soldat évacué du front pour troubles de la vue de l'œil droit.

Après un interrogatoire un peu serré, on établit les faits suivants :

Il y a trois ans, à Paris, il reçut une balle de revolver qui pénétra juste au-dessus du sourcil droit, au tiers externe.

Il fut soigné dans le Service du professeur de Lapersonne.

Là, dit-il, après exploration du trajet et radiographie, on retira le projectile.

Il eut des troubles visuels consécutifs ; il affirme avoir été examiné très souvent à la chambre noire ; on lui aurait parlé de lésions du fond dues à sa blessure.

L'année suivante, il fut atteint de spécificité, mais rien de nouveau n'est à signaler du côté des yeux.

Il n'est cependant pas étonnant que, présentant des troubles oculaires concomitants à une syphilis avouée, il dut être évacué pour rétinite spécifique.

Juillet. — Examen : cicatrice petite, barrant perpendiculairement le sourcil droit.

Œil normal d'apparence.

Le soldat accuse de la céphalée, des douleurs intermittentes de l'œil droit et des bourdonnements d'oreille.

O. G. V. : normal.

O. D. V. : 1/50.

Papille normale.

Les lésions prédominent au-dessus d'elle, choroïdite atrophique avec rétinite pigmentaire.

Une petite bande grise est située un peu au-dessus de la papille ; la région inférieure du champ rétinien est indemne.

Ces lésions sont superposables à celles que nous avons décrites dans les blessures de guerre.

CONCLUSIONS

I. — Depuis le début de la guerre actuelle, on constate, chez les blessés des yeux, un grand nombre de cas dans lesquels, le globe étant d'aspect normal, les troubles visuels sont dus à des lésions de ses membranes profondes. Le nombre de telles observations s'est accru avec la fréquence des blessures de la face, fréquence constatée surtout depuis les combats de tranchées.

II. — Les archives des guerres précédentes mentionnent peu d'examens ophtalmoscopiques, ce moyen d'étude n'étant pas encore, en 1870-71, entré dans la pratique courante des spécialistes; ceux-ci étaient d'ailleurs très peu nombreux à cette époque.

Aujourd'hui, des Centres ophtalmologiques ont été créés par l'initiative de la 7e Direction.

Ainsi, grâce à la réunion de tous les blessés oculaires, nous avons pu établir un pourcentage approximatif et constater qu'environ 6 pour 100 d'entre eux présentaient des lésions du fond d'œil que la seule inspection ne pouvait faire soupçonner.

Nos conclusions sont tirées de l'étude comparée de de plus de quatre-vingt-dix observations recueillies dans les Services du Centre ophtalmologique que dirige notre maître, le professeur Rollet. Soixante-dix de ces observations nous sont personnelles et les autres, de date plus ancienne, sont relevées sur les registres de l'hôpital militaire Desgenettes.

III. — Deux mécanismes peuvent être invoqués dans la production des lésions intéressant les membranes profondes de l'œil :

Direct ou tangentiel, le choc du projectile peut, en contusionnant seulement la sclérotique, causer de graves désordres dans les tissus essentiels : il s'agit là du mécanisme par *contusion directe*.

Le mécanisme par *contre-coup* peut être opposé au précédent.

De nombreux trajets sont assez éloignés du globe pour permettre d'écarter toute hypothèse de blessure directe de l'œil. L'ébranlement causé par le passage du projectile, ou son choc contre un plan osseux, se transmettent jusqu'à l'œil par les tissus mous de l'orbite. La force vive considérable ainsi développée est emmagasinée par tout le globe et tout se passe, dès lors, comme dans le premier mécanisme.

IV. — Tous les projectiles en usage dans la guerre moderne, quel que soit leur mode d'action, peuvent être incriminés au même titre ; mais la voie précise des balles permet d'éviter toute cause d'erreur dans la recherche du mode de production des lésions.

La Radiographie est un moyen d'investigation précieux pour éliminer les cas de corps étrangers intraoculaires.

V. — Alors que la sclérotique, la première à supporter le choc, résiste, grâce à sa structure fibreuse, les tissus fragiles de la rétine et de la choroïde sont dilacérés et désorganisés : la choroïde saigne et se déchire ; la rétine se décolle et ses éléments nobles peuvent être détruits.

Ainsi, ce qui prédomine aux premiers jours, c'est l'aspect ecchymotique du fond d'œil.

Aux taches rouges succèdent les placards noirâtres. Le sang se résorbe donc et ne laisse à sa place que des traînées de pigments. L'évolution aboutit à l'atrophie ou à la prolifération fibreuse.

En analysant les lésions groupées de façon plus ou moins complexe, on les identifie à certains types déjà connus. Ce sont :

Pour la rétine :

Le décollement et la rupture ;

La prolifération fibreuse due, le plus souvent, à un décollement réappliqué ;

L'hémorragie.

Pour la choroïde :

La rupture capillaire, donnant lieu aux hémorragies choroïdiennes ;

La rupture complète typique ;

La choroïdite atrophique, processus d'évolution.

VI. — Ces divers types se présentent seuls ou associés, avec prépondérance de l'un d'eux, ce qui nous a permis de tenter la classification suivante :

1. Décollement rétinien ;
2. Exsudat ou ancien décollement réappliqué ;
3. Rupture choroïdienne ;
4. Hémorragies ou lésions consécutives :
   α. Maculaires ou périmaculaires ;
   β. Équatoriales ;
   γ. Disséminées.

Chaque groupe comprend les subdivisions : type pur et type associé.

VII. — Le retentissement de ces lésions sur l'acuité est le plus souvent très accusé et ne laisse alors au blessé qu'une vision quantitative ; on peut constater même une cécité complète. Plus rares sont les cas dans lesquels l'acuité est peu diminuée ; ils répondent en général, aux lésions équatoriales ou choroïdiennes ; par contre, une petite lésion maculaire ou rétinienne donne une diminution très marquée de la vision.

Sauf dans ces cas, on ne peut prévoir leur retentissement sur l'acuité.

VIII. — Au point de vue médico-légal, nous devons attirer l'attention sur le fait que l'image ophtalmoscopique est la même dans bien des cas de chorio-rétinite, qu'elle soit traumatique ou de cause générale.

Il sera souvent délicat de faire le diagnostic étiologique, ce qui peut avoir une importance considérable dans la question des pensions à attribuer au blessé ou au malade, tant dans la vie militaire que dans la vie civile.

BIBLIOGRAPHIE

ACHARD, *Rupture isolée de la choroïde* (thèse, 1876-77).

ADAM, *Diagnostic ophtalmoscopique*, Berlin, 1914.

ARTIGALAS, Etude séméiologique des hémorragies du fond d'œil *(Annales d'Oculistique*, 1884).

BAUVILLET, *Du décollement rétinien* (th. de Paris, 1889).

BÉAL (Raymond), *Hémorragies rétiniennes* (th. de Paris, 1906).

— Rapport de la 13e région (Clermont-Ferrand), 1914-15.

BOGAS, *Choroïdite atrophique* (th. de Paris, 1872).

CAILLET, *Déchirures de la choroïde* (th. de Strasbourg, 1869).

CANGE, Rapport de la 19e région (Alger), 1914-15.

CANTONNET, Rapport de la 8e région (Bourges), 1914-15.

COUTELAS, Rapport de la 10e région (Rennes), 1914-15.

DARIER, Blessures oculaires de la guerre *(Journal de Médecine et de Chirurgie*, 25 avril 1915).

DELORME (E.), *Essais ophtalmoscopiques* (thèse, 1871-72).

DELORME (E.), médecin-inspecteur, *Précis de Chirurgie de guerre*, 1914.

DUPUY-DUTEMPS, Rapport de la 12e région (Limoges), 1914-15.

Encyclopédie française d'Ophtalmologie : Maladies de la rétine et de la choroïde, t. VI, 1906.

FAGE, les Ruptures de la choroïde *(Société française d'Ophtalmologie*, mai 1897).

FIZAT, *Hémorragies intraoculaires* (th. de Lyon, 1894).

FUNFSTUCH, *Ueber die Entsteh. d. Ret. prolif.* (Inaug. diss. Freiburg, 1897).

GALEZOWSKI, *Traité iconographique*, 1876.

GARIEL, *Sur l'ophtalmoscope* (thèse, 1869-70).

GEUTH, Rapport des *Annales d'Oculistique*, 1872, 2e sem. (*Klinische Montatsblätter für Augenheilkunde).*

GIRARD, *les Hémorragies de l'orbite par contre-coup* (th. de Lyon, juillet 1903).

GOLDZIEHER, Contribution à la pathologie de la rétinite proliférante (*Annales d'Oculistique*, mars 1894).

— Zur Pathol. der Retinite prolif. (*Centralbl. für Augen.*, 1892).

GRAEFE, *Déchirure de la choroïde*, 1854.

GUILLAUD, *la Rétinite proliférante* (th. de Paris, 1897).

HAAB, *Atlas manuel d'Ophtalmoscopie*, Baillière, édit., Paris, 1896.

HORNING, Lésions oculaires par armes à feu (*Annales d'Oculistique*, 1872, 2e sem.).

KALT, Rapport de Paris, 1914-15 (Val-de-Grâce).

LAGRANGE, Rapport de la 18e région (Bordeaux), 1914-15.

LAURENT, *Guerre en Bulgarie et en Turquie*, 1914.

LEDUC, *Clinique sur les hémorragies rétiniennes* (th. de Lille, 1895).

LIEBREICH, De l'examen de l'œil au moyen de l'ophtalmoscope (*Traité des maladies des yeux*, Mackensie, 1857).

— *Atlas d'Ophtalmoscopie*, 1865.

MACKENSIE, *Traité pratique des maladies de l'œil*, 1857.

MANZ, Retinitis proliferans (*Graf's Arch.*, 1876).

MATIGNON, *les Enseignements médicaux de la guerre russo-japonaise*, 1908.

MÉRIC DE BELLEFOND, *Coup de feu dans l'orbite* (th. de Paris, 1910).

MONTHUS, Rapport de la 21e région (Chaumont), 1914-15.

MORAX, *Traité d'Ophtalmologie*, Paris, 1912, Masson, édit.

— Rapport de Paris, 1914-15 (Lariboisière).

Nouveaux Éléments d'Ophtalmologie : TRUC, VALUDE, FRENKEL, Maloine, Paris, 1908.

ŒLLER, *Atlas d'Ophtalmoscopie*, 1904.

PANAS, *Traité des maladies des yeux,* Paris, 1894.

PARENT, Etude sur les néo-membranes de la rétine *(Recueil d'Ophtalm.*, 1880).

PETIT, Rapport de la 3e région (Rouen), 1914-15.

POULLARD, Rapport de la 15e région (Marseille), 1914-15.

Presse médicale, 1914-15 : Analyse des Sociétés savantes.

— Organisation des Centres de spécialités, 18 février 1915.

Rapports des Centres ophtalmologiques, 1914-15.

ROHMER, Rapport de la 20e région (Nancy), 1914-15.

ROLLET, *Traité d'Ophtalmoscopie* (avec 50 figures en couleurs), Paris, 1898, Masson, édit.

— Rapport de la 14e région (Lyon), 1914-15.

— L'œil et le revolver *(Revue générale d'Ophtalmologie,* janvier 1909).

— Hématome des gaines du nerf optique *(Revue générale d'Ophtalmologie,* p. 49, 1908).

— Hémorragie de l'orbite *(Encyclopédie française d'Ophtalmologie,* t. VIII, 1909).

SAXE, Rapport de la 7e région (Besançon), 1914-15.

SCHEFFELS, Ueber traumatische Dialyse der netz baut. *(Arch. für Augen.*, XXII, 1890).

SCHNABEL, *Sulla posizione e grandezza dell' imagine diritta del fondo dell' occhio,* 1872.

SCHRŒTERS, Contribution à l'oculistique des armées ; blessures de l'œil et des annexes par arme de guerre *(Annales d'Oculistique,* 1872, 2e semestre).

SOURDILLE, Rapport de la 11e région (Nantes), 1914-15.

TERRIEN, *Archives d'Ophtalmologie,* juillet 1915, Steinheil, édit.

— Rapport de la 9e région (Bourges), 1914-15.

TERSON, Rapport de la 17e région (Toulouse), 1914-15.

TRUC, Rapport de la 16e région (Montpellier), 1914-15.

VACHER, Rapport de la 5e région (Orléans), 1914-15.

VALUDE, Rapport de Paris, 1914-15 (Quinze-Vingts).

WECKER (DE) et GAEGER (DE), *Traité pratique des maladies des yeux,* 1868.

WECKER (DE) et MASSELON, *Ophtalmoscopie clinique,* Douin, édit., 1891.

WEEKS, Rétinite proliférante traumatique (*Amer. opht. Soc.* (Jahresber).

ZARZICKI, Rapport de la 4e région (le Mans), 1914-15.

En outre, pour la bibliographie complète de chaque sorte de lésion (décollement rétinien, rupture choroïdienne, choroïdite atrophique, rétinite proliférante et hémorragies), consulter :

Traité complet d'Ophtalmologie, par DE WECKER et LANDOLT, Paris, 1887.

Encyclopédie française d'Ophtalmologie, par LAGRANGE et VALUDE, t. VI, 1906.

Les périodiques médicaux et en particulier :

Revue générale d'Ophtalmologie, par ROLLET, TRUC et DOR, de 1882 à 1914, qui analyse tous les travaux s'occupant d'oculistique.

Rapports mensuels des Centres ophtalmologiques créés par le Ministère de la guerre (1914-1915).

TABLE

Lyon. — Imprimerie A. Rey, 4, rue Gentil. — 69916

www.ingramcontent.com/pod-product-compliance
Ingram Content Group UK Ltd.
Pitfield, Milton Keynes, MK11 3LW, UK
UKHW020229220726
13923UKWH00002B/576

9 782019 291983